找回睡眠力

——銀髮族睡眠寶典

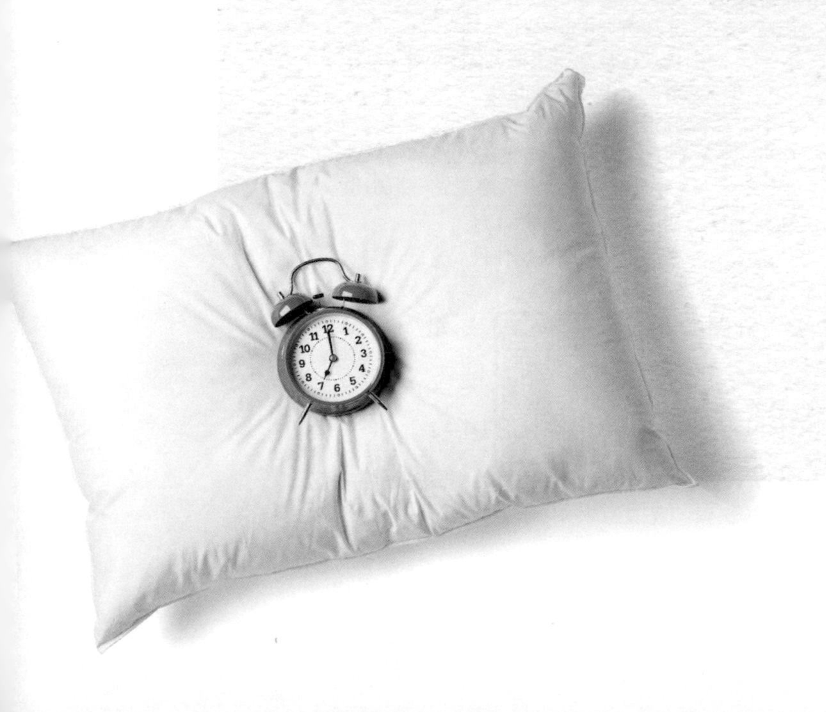

國家圖書館出版品預行編目資料

找回睡眠力：銀髮族睡眠寶典／陳錫中著.——初版二刷.——臺北市：三民, 2018
面；　公分.——(養生智慧)

ISBN 978-957-14-6214-1　(平裝)

1. 睡眠 2. 失眠症 3. 健康法

411.77　　105020286

© 找回睡眠力
——銀髮族睡眠寶典

著作人	陳錫中
責任編輯	周明怡
美術設計	郭雅萍
發行人	劉振強
著作財產權人	三民書局股份有限公司
發行所	三民書局股份有限公司
	地址　臺北市復興北路386號
	電話　(02)25006600
	郵撥帳號　0009998-5
門市部	(復北店) 臺北市復興北路386號
	(重南店) 臺北市重慶南路一段61號
出版日期	初版一刷　2017年1月
	初版二刷　2018年1月
編號	S 410450

行政院新聞局登記證局版臺業字第〇二〇〇號

ISBN　978-957-14-6214-1　(平裝)

http://www.sanmin.com.tw　三民網路書店

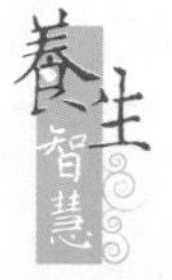

叢書出版緣起

隨著醫學科技日益進步，大幅延長人類的壽命，臺灣在一九九三年已進入聯合國定義的高齡化社會。根據統計，不久的將來，老年人口將會占總人口數的20%，臺灣將進入「超高齡社會」，意味著每四到五個人中，就有一位老人。

過往人們追求延長壽命的觀念，也進一步轉變成如何「活得老，也活得好」的整體規劃。人們開始認真思考熟齡生活該如何計畫、身體該如何養護、人際關係該如何整理等問題。政府也訂定了許多相關的法令，提供年長者各式各樣的服務與補助，期望能營造一個友善的環境，讓每個人都能老得自在、老得快活！

身為對社會具有責任的文化出版者，我們是否也能為熟齡社會做些什麼？在一番觀察與反省後，我們思索著要帶給社會一些什麼樣的東西，讓臺灣的熟齡世代，可以朝向一個更美好、更有希望及更理想的未來。以此作為基礎，我們企劃了【養生智慧】系列叢書，邀集各領域中學有專精的醫師、專家學者，共同為社會盡一分心力，提供熟齡世代以更嶄新的眼光、更深層的思考，重新看待自己的生命與未來，省視自我的人生歷練，進而邁向更完整、圓融的生命歷程。

【養生智慧】系列叢書涵蓋生理、心理與社會生活層面，以提供熟年世代更多元、更豐富的視野，達到「成功老化」的目標。「生理與心理層面」以常見的生理及心理疾病作為架構，集結了各大醫院的醫師與學者，以專業的角度介紹、分析，並以實務上豐富的閱歷提出具體的建議與提醒，不僅能提供患者及其家屬實用的醫護內容，更是一般大眾的預防保健寶典。「社會生活層面」則涵蓋熟齡生活的所有面向，包含人際關係的經營、休閒活動的安排及世代溝通的技巧等，使讀者能成功邁向擁有健康身體，且心靈富足的熟年生活。

本系列叢書重視知識的可信度與嚴謹性，並強調文字的易讀性與親切感，除了使讀者獲得正確的知識，更期待能轉化知識為正向、積極的生活行動力。我們深切地期望【養生智慧】系列叢書，能成為熟年世代的生涯良伴，讓我們透過閱讀，擁有更完整、更美好的人生。

三民書局編輯部　謹識

推薦序一

臺灣六十五歲以上的高齡人口比例逐年在增加，推估到了二〇二五年，高齡人口比例將高達百分之二十，成為「超高齡」社會。年齡增加使得長者生理機能退化，會更容易遭受疾病之苦，降低生活品質。因此，我們必須更加重視長輩在健康方面的需求，才能提升高齡化社會全民的幸福感。

睡眠占了人生三分之一的時間，因此，睡眠品質的良窳，決定了我們的生活品質。年紀增長會在個人、家庭與社會三面向深深地影響睡眠：在個人方面，增齡帶來生理的改變；在家庭方面，鰥寡孤獨造成心理的孤寂感；在社會方面，隨處可見歧視年長者能力與角色的「歧老」現象。這三個面向的相互影響，讓長者原本稀鬆平常的睡眠，因為心理的壓力與環境的不友善，惡化成睡眠疾患。一旦睡眠出了問題，長者比年輕人更容易因為睡眠疾病本身或是相關治療的副作用，體能急速衰退，進入一發不可收拾的惡性循環。因此，讓長者即早發現需要就醫的睡眠問題、作積極正確地處理，甚至防患未然，提早建立優質睡眠、預防疾病的發生，是睡眠醫學界應在高齡化社會投注心力之處。

《找回睡眠力——銀髮族睡眠寶典》是本土第一本針對長者量身訂做的睡眠健康書籍。本書除了介紹長者常見睡眠疾患的症狀、診斷與治療外，更介紹各種順應自然身體功能、不吃藥的夜眠保養之道。同樣是睡眠疾患，年輕人和長者的症狀表現與治療策略並不相同，本書整理了許多分辨兩者的要點，是難得的臨床訣竅。即便是非藥物的保養或是治療方式，本書也以長者為中心，體貼地建議有效且辦得到的正確作法或替代作法。彈性、非教條式，「全人」式的內容，使得這本書的內容老少咸宜，橫跨自助手冊、衛教文章、科普書籍以及專業醫學的範圍，實屬難得。

「風格鮮明且文字柔和，條理清晰又自然流暢」，是本書的特色。作者陳錫中醫師，是精神科醫師，專長是心身醫學與認知行為治療。陳醫師也是睡眠專科醫師，主要研究主題是高齡睡眠醫學。陳醫師同時具有公共衛生博士學位，長期投入第一線的社區公共衛生服務。公暇之餘，陳醫師曾編、譯、審、著專業與科普衛教書籍多冊，文字經驗豐富。這些背景讓本書能用貼近長輩的語言，依循公共衛生三段五級的概念，生動地介紹各種「心身兼備」、以「個人為中心、以家庭為單位」的睡眠知識與保養妙方。

值得一提的是，陳醫師在全書正文中，無一處使用「老人」二字，改以「年長者」、「長輩」等尊稱。冀望社會大眾能改變「歧老」的慣性，朝向尊敬「耆老」的氛圍邁進，真正做到「家有一老，如有一寶」。也希望長者能在閱讀本書之後，不僅能「健康增齡」，找回睡眠力，更能達成「創價增齡」的最高境界。

國立臺大醫院精神醫學部主治醫師、臺大醫學院精神科教授　李明濱

推薦序二

佛法修行，主要在對治人間五欲：「財、色、名、食、睡」。曾有位居士問高僧如何修行，師父回答：「吃飯時吃飯、睡覺時睡覺」。但對某些人來說，想要一夜好眠，是多麼困難的事啊！現今許多人為失眠所苦，在被安眠藥綁架的當下，這本書可以協助失眠者解脫桎梏，自在生活。

《找回睡眠力——銀髮族睡眠寶典》一書，具有紮實的學術理論基礎，又兼具深刻的生活實務經驗，教長者怎麼睡覺，如何睡得好、睡得安穩，是很受用的一本生活寶典。為睡眠障礙所苦的人，能夠藉此深入地了解睡眠種種面向的問題，以及如何因應，對生活應有甚大的助益。

本書作者陳錫中醫師，大學時代參加「陽明十字軍」，深入社區作預防醫學的服務。學有專精之後，又接受公共衛生博士的訓練，仍然一本初衷，以其臨床專業，加上博士班的研究訓練，從「石牌研究」的博士論文，到晚近「宜蘭研究」的社區預防醫學服務，結合研究與服務，為社區老人付出心力，始終如一，難能可貴。

本書提到夜裡無法成眠時，可能會有「入睡困難」、「夜眠中斷」以及「太早醒來」三種症狀。為了寫這篇序文，我失眠了好幾天。因為心有罣礙，「入睡困難」、「夜眠中斷」，對治之道，就起來看這本書，因為要看完全書，才能寫序。看累了，倒床睡覺，沒有「太早醒來」的症狀。

此時完稿，應可返回我的自在生活了，不至於演變成「慢性失眠」。完稿日正巧是我的生日，就算是給自己的生日禮物吧！

國立陽明大學公共衛生研究所教授　周碧瑟

推薦序三

難得有一本專門為銀髮族的長輩們寫的睡眠書！

記得學生時代，小兒科的老師們常常提醒我們，小孩不是縮小的成人，也就是小孩在「轉大人」之前，他們體內的各種反應和變化與成人不同。同理，成人在增齡之後，他們體內的各種反應和變化也與年輕的時候不同。診治睡眠障礙和其他疾病一樣，絕對不是從小到老一條龍，使用同一套的標準。當今很多醫院已經設立老年醫學科，老年神經醫學和老年精神醫學逐漸受到重視。在國內睡眠醫學是個新興的學科，老年睡眠醫學才開始踉蹌學步，這本書的出版對於銀髮族的睡眠衛生教育頗有幫助。

作者特別拿皮膚增齡的變化做比喻，提醒讀者睡眠也會隨著年齡而「老化」。睡眠期間存在一個有趣的現象，就是「非快速動眼期」和「快速動眼期」

雖然彼此為鄰，卻各司其職。對於銀髮族而言，「非快速動眼期」裡的「熟睡期」明顯比年輕時少很多，但是「快速動眼期」卻和年輕時差不多。所以老年人之所以視茫茫、髮蒼蒼、齒牙動搖，都和「熟睡期」年老體衰脫離不了關係，但是長輩們能夠保有智慧，傳承經驗，就是拜「快速動眼期」老當益壯之賜了。

如同作者所言，隨著年紀的增長，生理時鐘撥快了，會有早睡早起的趨勢。所以銀髮族天黑不久可能就想睡覺，天亮之前可能就醒過來。生理時鐘波動的幅度也變小了，所以銀髮族白天該醒的時候卻容易打瞌睡，晚上該睡的時候卻反而醒過來。如果不認識睡眠增齡的變化，就可能導致錯誤的診斷和治療了。文中特別提醒長輩們要走出「睡得少」的迷思，因為睡得太多的人，特別每天睡眠時間超過九小時的年長者，心血管疾病的死亡風險不降反增！

我最欣賞的就是書中開立了「睡眠行為處方」，也就是適當的光照、飲食和運動。其實這三者對於睡眠的影響，猶如刀之兩刃，可以救人也可以傷人。作者提到對於大部分約日節律較為衰退的銀髮族而言，清晨的光照可以重新設定生理時鐘。飲食也是一樣，定時定量最重要，對於苦於失眠的銀髮族，文中特別介紹六大類食物中的好眠食物，鼓勵老年人多攝取富含色胺酸、γ-丁氨基酪酸、鈣和鎂的食物，也要適度食用碳水化合物。作者還強調「運動」與「活動」的差別，在於計畫性和規律性。現代人忙於「拼經濟」，平日除了勞動之外，週末能夠「活動」就已經謝天謝地了！銀髮族退休之後反而更有「運動」的時間，應該成為生活的一部分，好好根據作者長年經驗累積所建議的「撇步」調整自己的睡眠。

睡眠障礙的診治在年長者身上更為錯綜複雜。舉例來說，失眠症可能是疾病本身，也可能與其他身心疾病共同存在，也就是作者所言的「共患性」，這一點在我的行醫生涯中感同身受。曾經有一位男性長輩到我的門診求診，主訴就是睡不著，但是我仔細詢問病史之後，診斷他罹患了「腿不寧症」，多項睡眠生理檢查後還發現他也有「肢動症」。我的診斷流程並沒有因此打住，我幫他抽血檢查，確定他為嚴重的缺鐵性貧血，這點在老年男性並不尋常。當我獲悉他的糞便潛血反應呈現陽性之後，安排進一步的胃腸內視鏡檢查，終於診斷他罹患早期的大腸癌，手術切除之後救了他一命。如果一個醫師沒有失眠症「共患性」的概念，怎麼樣也想不到失眠症會和大腸癌扯上關係。

作者在本書的結尾，對於鎮靜安眠藥物提出了五大使用原則、六大減藥步驟和七大觀念迷思，所謂刑期於無刑，藥期於無藥，這些都是我在診間常常面臨的問題。雖然鎮靜安眠藥物在專科醫師的處方下是安全的，但是銀髮族多半服用一種以上的藥物，免不了藥物交互作用的問題。對於肝腎代謝機能變慢的年長者而言，也有藥物累積體內的疑慮。

除了藥物治療之外，美國睡眠醫學學會還特別強調「失眠認知行為治療」的角色。在臺灣鎮靜安眠藥物垂手可得，失眠認知行為治療雖然安全有效，但是作用緩慢，對於生活步調快捷的年輕人而言可能緩不濟急。銀髮族在退休之後更應該實踐「慢活」的精神，少一根筋，退一步想，這時候「失眠認知行為治療」就可以發揮功效了！

臺灣睡眠醫學學會理事長、高雄醫學大學附設醫院睡眠中心執行長

徐崇堯

推薦序四

有時下班晚了回到家，雖然還沒超過八點，卻看見母親已坐在沙發上打盹，一旁電視仍震天價響，但似乎無礙她短暫的瞇眼休憩；不忍心老母親睡得不安穩，也怕她著涼，便請她回房間直接就寢，但母親卻說：「沒關係，瞌睡蟲一下子就過去了，現在不能太早睡，否則半夜醒來後睡不著，那才是痛苦的事。」想想也對，人類增齡後睡眠時間本來就會縮短，利用一些小撇步讓自己不要太早睡，持續累積「睡眠能量」，也是不錯的作法。

每當受邀演講或假日社區服務時，常有長輩跟我抱怨晚上睡不著，也睡不好，但怕影響家裡其他人休息，只好睜眼看著天花板到天亮，如此一來，不但白天沒有精神、食慾差、嗜睡，連帶做任何事情都無精打彩，日子一久，惡性循環之下，就導致了「失眠」問題。我總是苦口婆心地提醒他們，要盡量維持正常生活作息，不時出門走一走、動一動，享受陽光的滋潤，飲食方面也要均衡、清淡，少油、多蔬果，問題嚴重時還必須尋求專業醫師的協助。

但很多人覺得「睡不著」這件事是年紀大了自然就會這樣，很難改善，且忌諱看醫生，深怕診療之後就要開始吃藥，平常因為慢性病已經深陷花花綠綠的藥海之中了，何苦再推自己一把？在此，我必須很鄭重地呼籲有睡眠困擾的叔伯阿姨們，使用藥物治療只是其中的方法之一，聽從醫師的建議多管齊下為睡眠尋找良方，有效解決問題，才是最聰明的人；況且，不吃藥的治療也是目前最夯的方法喔！讀完陳醫師這本書就知道。

我國已邁入高齡化社會，銀髮族的睡眠問題勢必成為將來的隱憂，你我也一定會碰到。不應再將老人家睡不著、睡不好當成是必然的過程，即使高齡依然可以借助簡單的方法，來妥善解決失眠困擾。例如書中所提的「避免地雷飲食」：少喝含咖啡因、酒精性的飲料，少碰辛辣食物，多吃助眠食物；「曬曬太陽」：多到戶外伸展筋骨，行動不便也沒關係，靠近窗戶活動活動也行；「以動助靜」：運動是最有效且副作用最少的助眠劑，找到適合自己的運動項目，持之以恆就對了。靈活運用上述「知易行易」的方法，便能讓你不再過著「暗光鳥」的生活，重新擁抱舒適的好眠心情。

陳錫中醫師是陽明大學畢業的傑出校友，學有專精，尤在「睡眠醫學」這個領域為箇中翹楚，其獨特的見解與治療方式，幽默的問診和詳細說明，已造福許多為失眠所苦的銀髮族。衷心叮嚀有睡眠困擾的中高齡朋友們，不好睡又睡不好不是問題，問題是逃避不去面對也不接受治療，屆時各種身心疾病輪流上身，才是痛苦的開始。有鑑於此，非常樂見這本既實用又淺顯易懂的好書出版，也欣然為文予以大力推薦。

國立陽明大學醫學院藥理研究所教授、臺北市議員　潘懷宗

自序

陳錫中

一位認識多年、很客氣的賣菜阿伯，因為失眠的問題已經看診多年。有一天，他突然衝進診間怒摔帽子，質疑為何他的號碼被別人占用？滿頭疑惑時發現，原來他記錯看診日期。提醒之後，阿伯愧疚地道歉。認識他多年，知道這並不是他的作風。

幾年之後，他坐著輪椅到診間，只記得要看「帥哥醫師」，但是醫師的名字已經叫不出來，而且還以為自己在看骨科。孩子說，失智的父親最近日夜顛倒，半夜不睡覺，還說看到有人在唱大戲，弄得家人筋疲力盡。

* * *

另一位部隊退役的長官，也是謙沖有禮，每次進診間都坐得直挺挺，真正的革命軍人，令人肅然起敬。長官的睡眠問題很單純，簡單的藥物就可以一夜好眠，就這樣和失眠相安無事，已經十年。某一次回診結束後，端坐著的他，起身準備離開，突然間又跌坐回去。

扶著他再次坐定後，他說：「最近大腿使不上力，也覺得每天早上都昏昏沉沉，摔跤好幾次，生活都需要別人幫忙，很灰心、很沒面子。」其實，診間外面，放著他的助行器。

細問之下發現，原來服用了十年的鎮定劑，劑量相同，但效果卻變強了，我居然沒有察覺！

* * *

洗腎的阿姨，每週三天洗腎的日子並沒有讓她失志。因為失眠，她開始服用安眠藥，但也努力地想將藥物停掉。不斷嘗試戒藥的結果，令她挫折，深覺被安眠藥綁架。

她參加了每週一次的失眠認知行為治療課程，想把安眠藥減掉。課程在下午，她必須在早班洗腎完畢之後，拖著疲憊的身軀，趕來醫院上課。雖然氣色不佳，但她從不遲到。因為身體的不便和洗腎時間的限制，有些治療方式，她實在無法配合。

我們總會在課後一起想辦法，用創意的方式，把治療調整成她能夠配合的作法。這個過程，實在有趣。現在，她偶爾需要半顆安眠藥助眠，過得很開心。

* * *

還有一位意志堅定，百折不撓的阿媽，高齡七十，堅持要上課，和年輕人一起學習不吃藥的助眠方法。阿媽聽不懂國語，我的臺語還可以，乾脆雙聲道帶著一群老老少少、婆婆媽媽，一起進行團體治療。

剛開始，團體的互動有些尷尬。年輕患者對於老是要花額外的時間、用臺語再和阿媽解釋一次，顯得有些不耐煩。阿媽雖然有些孤單，但還是興致勃勃，沒有被打敗。

幾堂課後，患者必須學習一套運用網路與多媒體的助眠系統，這套系統要用手機操作。「這肯定學不來，也不想用！」一開始對阿媽的成見，讓我心裡這麼估算。果然，阿媽沒有智慧型手機！

下一堂課，阿媽帶著全新的平板電腦過來。「這我兒子送的！」阿媽驕傲地說。「手機對老人家來說，螢幕太小。不僅字太小，看不清楚，我的手也不靈巧，不小心就點歪了。」雖然阿媽根本不會操作，只會點來點去，但她已經有一些使用心得。後面幾堂課，有趣的事開始發生。

阿媽因為不會操作平板，老是讓上課進度變慢，幾個年輕人乾脆主動過去協助，當起小老師。幾次下來，他們的互動熱絡了。在家裡原本沒什麼話聊的孫子，也因為阿媽需要家教，開始幫阿媽「補習」鍵入和上傳作息資料。不知道從什麼時候開始，大家變得和樂融融，阿媽現在已經加入大家的 line 群組。不僅失眠改善了，生活也變得更熱鬧。

以上都是發生在診間的真實故事。

以醫師的資歷而言，我應該算年輕。近二十年的執業光陰，還沒有老成到看淡生老病死。幾位照顧多年的患者，從壯年進到老年。當年才剛退休的長者，現在也已經八十好幾。長輩充滿智慧的人生歷練，總讓我在幫他們服務時，感到備受尊重。不知道從什麼時候開始，變得很在意當日門診未到診的老患者，更怕的是在叫號時，進來一位陌生的年輕人對我說：「謝謝多年來對阿公的照顧，他上個月安詳地走了。」

身為醫師，我經常檢討自己的專業是否「與時俱進」。但是「與時俱進」，指的是高科技、神奇無比的治療工具？抑或是呼應這塊土地當下的需求？在高齡化的社會，我們的診斷與治療方法，真的有為了年長者量身訂做嗎？若我們只是調整對一般成人的治療模式，然後請長輩照單全收，長輩沒有辦法配合，就認為是遵囑性不佳。這算不算是一種歧視？

經常可以發現，長輩需要的治療，有時不僅考慮到他們自己的需求，還會顧慮到老伴和兒孫的負擔。有時候，高齡患者拒絕某些治療的原因，並不是不講道理，而是重感情、放不下！

兩年前，三民書局邀請我將這些經驗撰寫一本幫助長輩好眠的專書。雖然已經有一些著書的經驗，但臨床工作繁重，教學、升等的要求也只增未減，要再一次爬格子寫作，實在令人猶豫。

某日，一位高齡九十，每次都堅持要兒子帶來醫院看我的伯伯缺診了，我記不起來上回和他聊過什麼，只依稀記得他因為安眠藥減量成功，好不開心！心想，這些長輩們陪我十幾年，讓我實踐與檢討書上所學的睡眠醫學知識。這些收穫若真讓我有些長進，實在應該飲水思源，謝謝他們。

討論時間上的侷限後，三民書局很體貼地願意給我兩年時間準備稿件，於是我就答應了。為了提醒自己著作這本書的初衷，是對高齡者的「尊重與感恩」，希望讓長輩覺得被尊重，內容簡單好用，而不是說教式的衛教文章。我刻意在全書盡量不用「老人」一詞，而以「長輩」、「年長者」代替，表示對社會者老的敬重與回饋之心。同時，全書也盡量使用臺灣本土的高齡睡眠醫學研究資料，為這塊土地上的長輩，提供最貼切、可行的作法，達到「健眠增能」的目標。

能完成這本書，當然要謝謝所有我照顧過的長輩們。書裡面的每一個字，都是對你們的懷念與感激，算是一份禮物吧！在睡眠醫學的領域中，感謝先師李宇宙醫師帶我入門。感謝恩師周碧瑟教授，讓我有機會在社區實踐高齡睡眠醫學的研究與服務。感謝臺大醫院精神醫學部李明濱教授的提攜，及吳建昌主任在臨床工作上的支持。同時，也感謝三民書局編輯部、辦公室助理吳凱仁先生，在稿件準備過程中的鼎力協助。最後，感謝先父精神上的支持，也將這本書獻給愛我，以及我所愛的母親，Ariel, Nicole 和 Sophie。

CONTENTS

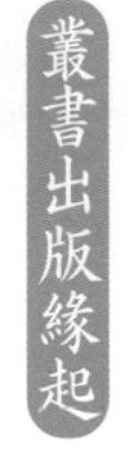

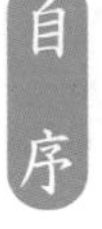

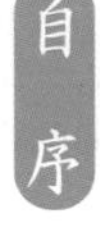

1 破解神祕的睡眠

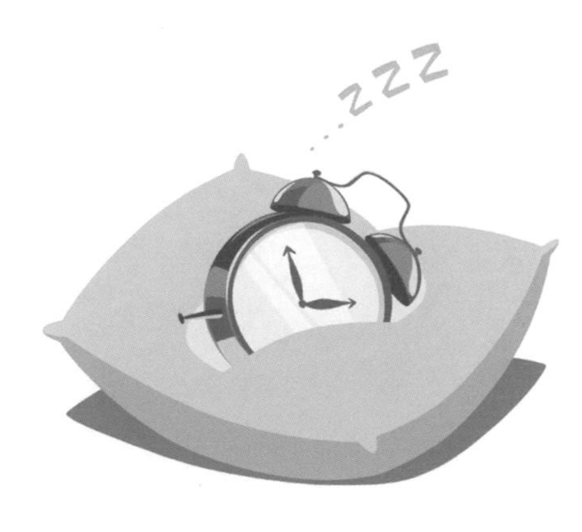

4 疑難雜症的睡眠問題

失眠治療的武功祕笈

1

破解神祕的睡眠

透視睡眠：認識當代睡眠科學

古希臘時期，人類就將看似不動的睡眠現象分為「安靜」的睡眠與「作夢」的睡眠。直到一八六〇年代，德國科學家注意到作夢時會有眼球轉動的現象。不久後，著名的精神分析師佛洛依德，在《夢的解析》中也提到，人類作夢時必須麻痺骨骼肌，避免將夢的內容在睡夢中付諸行動。在一九二九年，當代睡眠醫學在人腦記錄到睡眠腦波，才算是真正「看見」睡眠。不過，當時僅注意到清醒與睡眠時腦波不同。一直到一九三七年，才開始用腦波的變化，定義出不同的睡眠分期。在這個階段，科學家們沒有花心思在後半夜較常出現的「動眼」現象。現在通用的睡眠分期，其實是在一九五〇年代，才由一群科學家們陸續發現與定義。

科學家們發現，睡眠中會出現一種很特別的現象，在某個期間的睡眠，眼球會轉動，而且比起昏昏欲睡時轉得更快，稱為「快速動眼期」。在這個期間，除了控制眼球轉動的肌肉外，身體的隨意肌（意識可以控制的肌肉群，例如四肢的肌肉）會變得沒有力氣；其他睡眠時間則歸類為「非快速動眼期」。在整夜的睡眠中，「非快速動眼期」和「快速動眼期」會交替循環出現。根據過去所發展出來睡眠分期的定義，我們可以畫出睡眠結構圖（圖一）。

從圖一可以看到，按照睡眠的深度，「非快速動眼期」還可以分為三期。第一期和第二期算是淺眠期，這時候還可以依稀感覺到外界發生的事情。而第三期則是俗稱的熟睡期。熟睡時，身體處於一個真正休息的狀態，細胞的修復與重要賀爾蒙，例如成長激素，都是在這個時候分泌。隔天自覺睡眠品質的好壞，是仰賴熟睡時間的長短來決定。

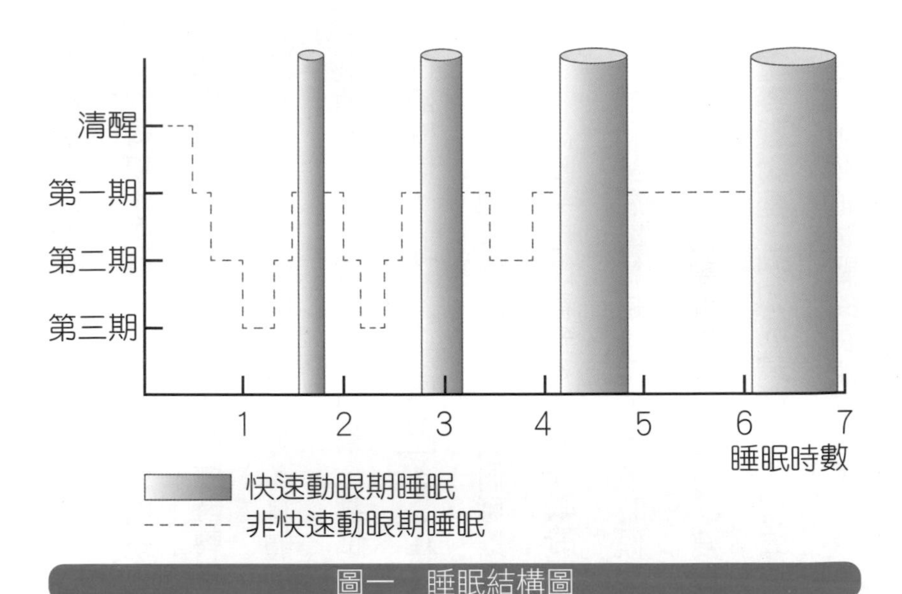

圖一　睡眠結構圖

「非快速動眼期」由淺入深後，再逐漸回到淺眠。之後會切換成「快速動眼期」。這樣一組由「非快速動眼期」與「快速動眼期」組成的循環，大約占六十到九十分鐘，一個晚上會有四到五個循環，構成一夜的睡眠。仔細觀察還可以發現，前半夜熟睡期比較多，而「快速動眼期」在後半夜占的時間比較長。一般的年輕成人，熟睡期與「快速動眼期」各占四分之一的夜眠時間，而淺眠則占了將近一半的夜眠。由此可見，晚上的睡眠在

「非快速動眼期」和「快速動眼期」睡眠間輪轉，也不斷在淺眠與熟睡之間交替。接近凌晨時，我們往往在淺眠或是快速動眼期醒來。所以，嚴格說來，我們並非一覺到天亮。

不僅如此，科學家還發現，「非快速動眼期」與「快速動眼期」功能不同。「非快速動眼期」睡眠時，身體代謝速度下降、呼吸平穩、心跳減緩，身體處於休息狀態。常常聽到「黃金睡眠三小時」的說法，或是中醫強調「子時」睡眠相當重要的概念，以睡眠醫學的角度來看，都是有根據的。從睡眠結構圖上來看，熟睡期是身體休息和身體修復的重要階段，這段睡眠又密集地出現在前兩個睡眠循環。既然單一次睡眠循環大約六十到九十分鐘，換算一下，入睡後三個小時自然很重要。

相對地，「快速動眼期」時的呼吸與心跳較不規律，甚至大腦的醣類使用量比清醒時還多。為何造物者要大費周章設計這種消耗能量的睡眠？目前認為，

「快速動眼期」睡眠和情緒的處理與學習效果的內化有關。在經歷重大創傷或沉重情緒的人們，多半會抱怨「夢」變多了，也就是「日有所思、夜有所夢」。另一方面，科學家曾經比較兩組不同的老鼠，一組讓牠們自然睡到「快速動眼期」，另一組則刻意不讓牠們睡到出現「快速動眼期」。結果發現有充分睡飽，且經歷「快速動眼期」的老鼠，每天走出同一個迷宮的速度越來越快；缺乏「快速動眼期」睡眠的老鼠，走出迷宮的速度則沒有加快。

因此，「快速動眼期」睡眠就像電腦把資料存進硬碟的過程一樣，透過這種睡眠可以將日常生活中的學習經驗內化，變成長期記憶的一部分。由此可知，「快速動眼期」睡眠對於學習的重要性。家裡面如果有青少年學子，想要將習得的新事物深刻記在腦海中，還是勸他們睡得充足一些比較實際，畢竟，和學習與記憶有關的「快速動眼期」睡眠，後半夜出現的時間比較長呢！

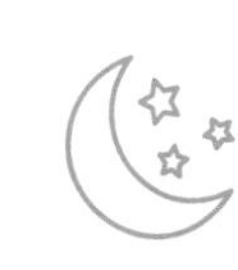

睡覺是一輩子的事：睡眠增齡的變化

皮膚會增齡，睡眠也會增齡。長輩經常覺得淺眠，其實這是正常的增齡現象，了解之後，不須要太擔心。

正常的睡眠分深淺，但都算睡眠，也各自有功能。前面介紹過，睡眠分為「快速動眼期」與「非快速動眼期」。這兩種睡眠狀態有不同的生理特性和功能（表一）。

「非快速動眼期」睡眠又可分為淺眠期和熟睡期。在淺眠階段，我們依稀可以知道外界發生的事情，一些聲響（例如關門、沖馬桶）、疼痛、溫度變化或是尿意都可能吵醒我們。相對地，在熟睡期，我們睡得香甜，並不容易醒來。

表一　快速與非快速動眼期生理變化的比較

睡眠期 生理變化	快速動眼期	非快速動眼期
血　壓	不規律	規　律
體　溫	有變化	恆　溫
呼吸速度	不規律	規　律
心跳速度	不規律	規　律
骨骼肌肌力	消　失	維　持
腦部氧氣消耗	增　加	減　少
陰莖勃起、陰核腫脹	時　常	不　常

熟睡的時候，一些與細胞組織成長與修復的重要賀爾蒙，都在這個時候分泌。小孩長高、大人長肌肉，修復受傷的組織等功能都在熟睡期發生。照這樣說來，淺眠似乎是不必要的「非快速動眼期」睡眠？其實不然。淺眠可以讓我們在遇到危險時隨時醒來。近期研究還發現，淺眠和某些記憶的形成也有關。

另外，「快速動眼期」是一種很特別的睡眠狀態。在這段期間，大腦很忙碌，經常會在這個時候「作夢」。這個時期的夢境，往往具有戲劇性、顏色、聲光，感官的經驗相當豐富①。人體為了保護自己，身體大部分可以隨意控制的肌肉會放鬆，以免做出與夢境相對應的動作而造成危險。這時候，眼球會上下或左右快速地轉動。科學家發現，當眼球上下轉動時把受試者喚醒，往往這時候都剛好在作夢呢！這麼特殊的睡眠狀態究竟在人體中扮演什麼樣的角色？

科學家從一些記憶的研究中發現，「快速動眼期」睡眠可能負責將白天不需要記住或是不好的記憶清空。整理之後，將重要、學習到的事物留下來。或許，生活中遇到不順遂時，真的需要好好睡一覺，隔天就能忘卻許多煩惱！也有一些科學家相信，「快速動眼期」睡眠藉由作夢的過程，不斷地演練白天可能遇到的困難情境，讓真的遇到緊急狀況的時候，能夠隨時應付。因此，經歷地震、

①其實不管是「非快速動眼期」或「快速動眼期」都會作夢。「非快速動眼期」的夢不像「快速動眼期」一樣精彩，比較像迷迷糊糊、似夢似醒，分不清現實與夢境的感覺。

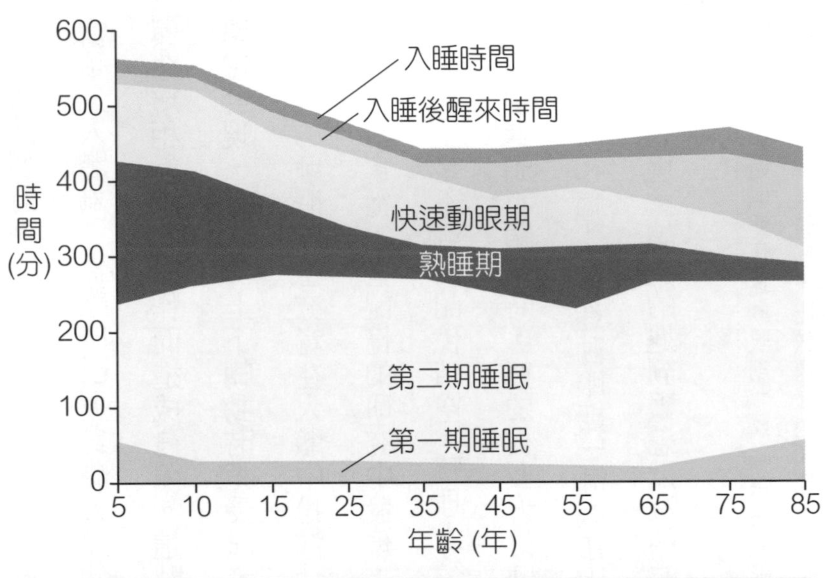

圖二　各睡眠階段時間隨年齡的改變

車禍或是重大災難後的人們，經常會接連幾天出現惡夢。某個角度來說，這是大腦在主動整理不好的記憶，是一種去蕪存菁的過程。由此推論，憂鬱症患者因為白天情緒張力大，晚上「快速動眼期」睡眠會變多；相反地，失智症患者記憶力變差，可以觀察到「快速動眼期」睡眠變少的現象。

隨年齡增加，睡眠的結構也會出現些許變化。從圖二可以看到，成年之後總睡眠時數的改變並不大，「快速動眼期」睡眠的時間也差不多，但是睡眠中淺眠的比例變多了，半夜裡醒來的機會也變多，熟睡期相對減少。因此，睡眠在增齡的過程中，和身體許多器官的變化一樣，如同皮膚失去彈性光澤、骨質疏鬆、頭髮稀疏，睡眠也會變得淺薄。

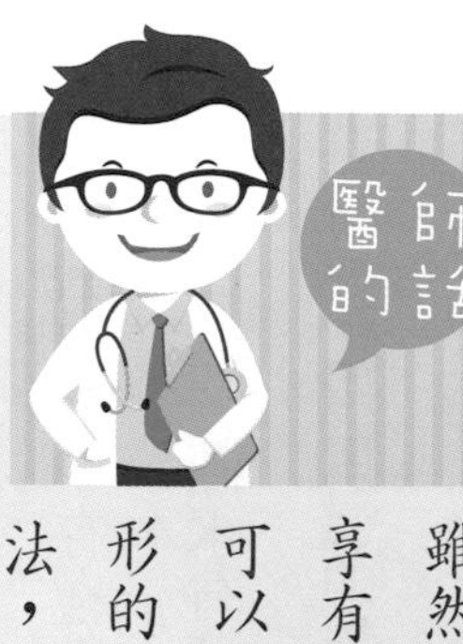

雖然年長者的睡眠較淺薄，然而，這並不意味著年紀大就不能享有優質睡眠。就像身體一樣，透過好的保養，許多長輩仍然可以健步如飛、臉色紅潤，將身體的功能發揮到最好。雖然有形的物體終究有損壞的一天，但只要有正確的觀念與適當的作法，平時好好保養與維修，就能將保固期延長，讓自己有比別人好的生活品質，相信這是每一位長輩都可以辦得到的事情。在第二篇「銀髮族健眠增能妙方」中，會和長輩們分享各種保養夜眠的妙方，讓大家一起「健眠增能」。

撥快的時間：增齡的生理時鐘

大自然中存在著各種循環，按照著一定的週期，規律地周而復始。例如一年有四季、潮水有漲退、一週有七天、一天之內日升日落。白天和黑夜不管世事紛擾，用自己的節奏規律地進行著。在我們熟悉的花草中，也有一定的節律。例如牽牛花會在每天中午前開花與凋謝，睡蓮則在每天下午時盛開。

俗話說：「日出而作、日落而息」。在人類的社群中，我們也習慣以一天二十四小時的步調，安排整天的作息。因此，生物體中的循環性能夠如此「準時」，造物者一定有巧妙的安排。習慣上，我們把這種調控生物體內規律週期的主管系統稱為「生理時鐘」。人體中的大腦、心臟、腸胃道、肌肉都設置有這種

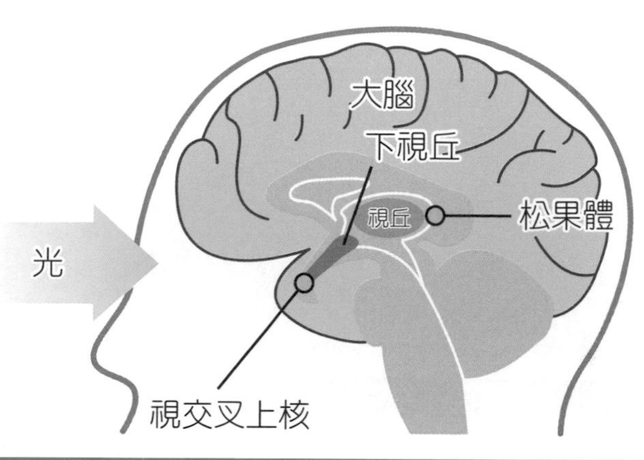

圖三　生理時鐘調控系統

生理時鐘。這些時鐘間雖然彼此獨立，但又有主從關係，能彼此協調呼應。當中位階最高的生理時鐘位在大腦的下視丘，是左右對稱的兩顆小小的神經核，專業用語稱為「視交叉上核」（圖三）。之所以有這麼拗口的用詞，其實和它的位置以及功能有關。

這對最主要的生理時鐘主宰著身體裡面重要的日夜節律。「視交叉上核」自己設有送出訊號的週期，在「大約」二十四小時的週期中，搭配著一系列細胞內的神經傳導物質，周而復始地形成與分解，將生理訊號送往全身，控制著各種生理系統的功能。即便是一

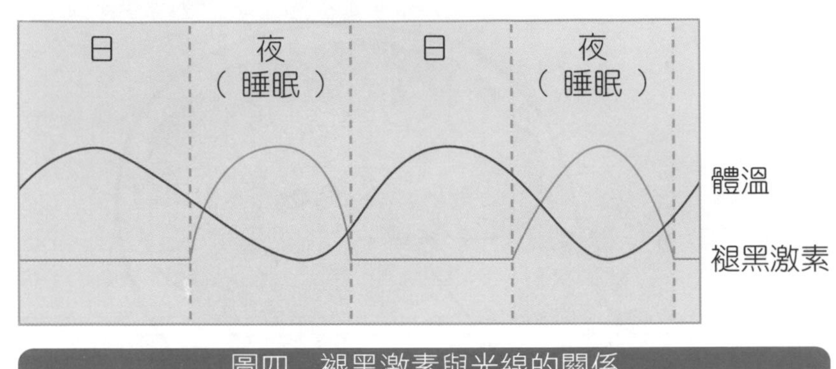

圖四　褪黑激素與光線的關係

刻不能停歇的心臟，跳動時也有日夜規律性。清晨醒來前，心跳會加快，以面對忙碌的一天；入夜之後，心跳便逐漸變慢，呼應夜晚的寧靜。這種以「天」為單位的循環性，其實就是「視交叉上核」在負責掌管。我們熟知的褪黑激素，就是鄰近下視丘的松果體收到「視交叉上核」的訊號後，配合陽光的強度，規律地分泌，將日夜作息的訊號帶往全身（圖四）。

相對地，身體其他器官也有一些小型的生理時鐘，負責將身體運作的訊息傳回大腦，以應付不時之需。例如若在睡前享用大餐，胃被撐開時，腸胃道的生理時鐘會將「我還在工作、還沒到休息時間」的訊息往上傳回大腦。此時，原本設定應該休息的主要生理時鐘「視交叉上核」就會調整原本設定的步調，下達「今日尚未下工」的指令，要全身器官配合運轉，保持清醒，結果睡眠啟動困難，引起失眠。此外，原本在入睡時分泌較多的瘦體素（一種降低食慾的賀爾蒙）無法上場，清醒時分泌較多的飢餓素（一種增加食慾的賀爾蒙）卻持續分泌，造成胃口在夜半大開，這也就是吃宵夜更容易胖的原因。

不過，這個主宰身體日夜節律的生理時鐘有一個特性，它很容易將時間往後撥。大家是否注意到，我們要刻意熬夜比較容易，但要提早睡覺卻不容易。出國時，往東邊飛比較容易有時差而失眠（因為當地睡覺時間比臺灣時間早），往西邊飛就容易調整過來（因為當地睡覺時間比臺灣時間晚，身體的作息仍和出發地一樣，算是熬夜）。

其實這是因為「視交叉上核」的運轉週期並不是二十四小時，而是接近二十五小時左右。換言之，我們每天的作息都會較前一天晚一個小時。科學家曾經做過一個實驗，在沒有時鐘的提醒下，放任自己隨意過兩個禮拜左右，結果幾乎變成日夜顛倒，而且會以每天二十五小時的週期過日子。之所以可以維持每天二十四小時的作息，是因為「視交叉上核」有一個巧妙的調校系統，可以每天重新設定，從頭開始。「視交叉上核」其實是透過眼睛和外界環境相互連結，光線透過眼睛就可以重新設定生理時鐘。經過調校，每天「大約」以二十四小時為循環的週期性，科學家們稱為「約日節律」。

常聽說手機發出的藍光傷眼。其實，藍光除了能量較強可能會給眼睛帶來負擔外，藍光也是容易影響作息的光線。睡前滑手機，尤其是在黑暗的地方，刺眼的光線會透過眼睛傳遞訊息到「視交叉上核」，讓大腦以為太陽還沒下山，繼續保持清醒，而影響睡眠。其實，在愛迪生發明電燈之前，大家順應自然，比較少有睡眠的問題。在車水馬龍、燈火通明的現代社會，即便一般便利商店在夜晚照明的亮度，也足以影響作息型態，造成生理時鐘往後延遲。

不過，造物者設計人體時，巧妙地將生理時鐘劃分主從，但又彼此相依，相互調整。舉例來說，只要每天上午有適度的陽光照射，白天規律地飲食與運動，都可以直接或間接地讓大腦清醒，強化與穩固日夜的節律性。換句話說，規律地讓自己暴露在陽光、三餐飲食以及運動中，作息自然就會穩定，步上軌道。

這種大約二十四小時一個循環的節律，隨著年齡增加，會出現一些變化。我們若以中樞體溫（一般必須量測肛溫）代表體內生理時鐘的循環性，可以看到一些增齡後的變化。圖五中可以發現，年輕成人在黃昏的時候中樞體溫會升到最高點，而在凌晨大約四點鐘的時候體溫會降到最低點。最高和最低的幅度不小，可以差到攝氏一度到一．五度。相對地，年長者體溫最高和最低點的差異變小了，而最高點和最低點的出現時間卻提早了。

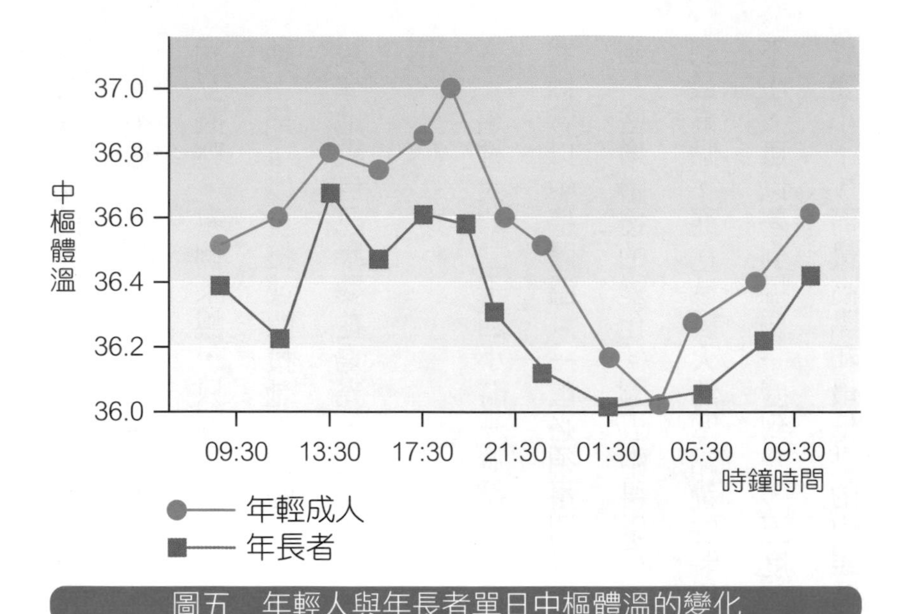

圖五　年輕人與年長者單日中樞體溫的變化

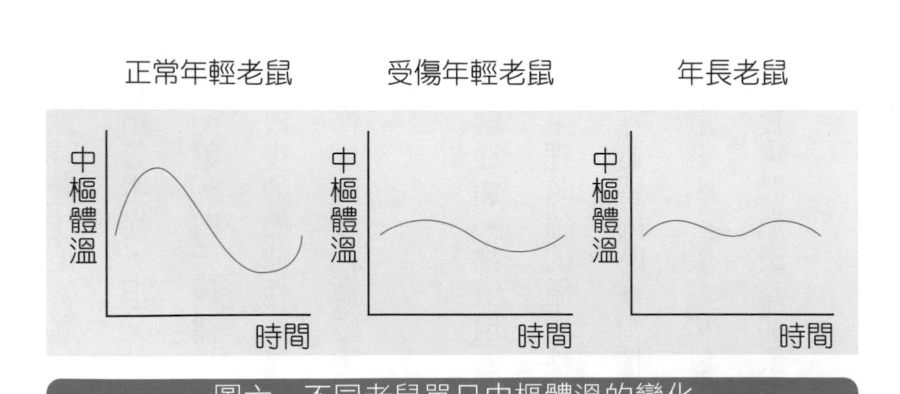

圖六　不同老鼠單日中樞體溫的變化

圖六比較正常年輕老鼠、視交叉上核受傷的年輕老鼠，以及年長老鼠一日內中樞體溫的變化。在腦部受傷的年輕老鼠中，雖然牠們一日內中樞體溫變化的差異也和年長老鼠一樣變小了，但是牠們卻沒有像年長老鼠一樣，整個生理時鐘往前撥快了。這種生理時鐘往前撥快的現象稱之為「睡眠相位前移」。

生理時鐘波動幅度變小只是一般增齡的正常現象，就像皮膚的彈性變差，受到壓迫後不容易彈回原狀。同樣地，因為增齡的關係，「視交叉上核」製造節律變化的能力也下降，約日節律波動幅度變小，長輩也因此不容易適應新時區的作息，調整時差會比較辛苦。因為生理時鐘撥快了，所以一些長輩會在黃昏打盹、清晨卻很早醒來。這種現象不算生病，也不是失眠，頂多像是白了頭髮，只是一種生活型態的改變。了解這些有趣的生物機轉後，長輩們就不用太擔心自己作息型態的正常變化。

睡不飽好比沒吃飽？
睡眠能量的真相

「吃飯」和「睡覺」是最簡單也最重要的生理需求。其實，這兩件事在某些方面也很類似。人體為了維持正常的運作，有所謂的「恆定」功能。舉例來說，為了維持體溫的恆定，天冷時會發抖、體溫升高時則會發汗。同樣地，吃飽了，自然就沒有餓的感覺；經過一段時間活動，能量用掉了，肚子也就餓了，胃口就又來了。

睡眠同樣也有恆定的現象。睡眠的需求在飽睡一夜之後回歸於零；隨著一天的忙碌，睡意會越堆越多，一直到睡前的一刻到達最高點。睡眠啟動後，身體透過睡眠，開始償還累積一天的疲倦。從圖七中可以看到，縱軸是白天清醒

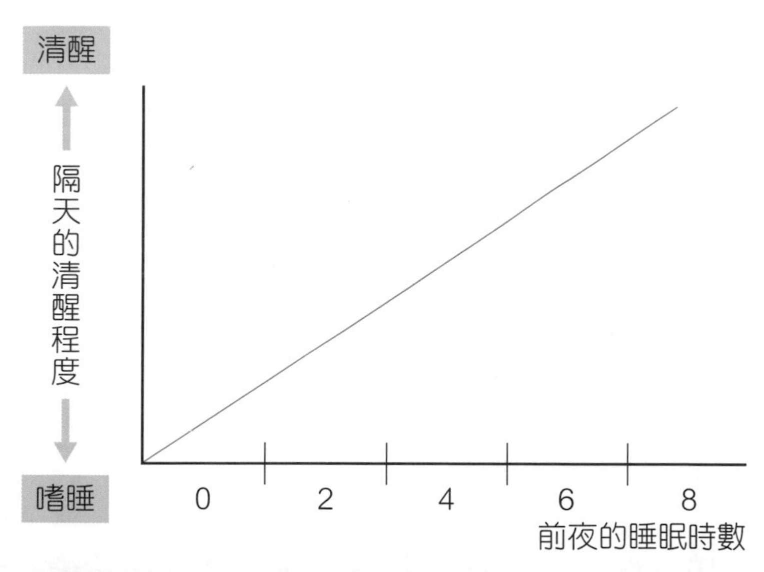

圖七　睡眠時數與睡意關係圖

的程度，橫軸是前晚睡眠的時間，前晚睡得越飽，隔天白天就越不容易睡著。先前介紹睡眠結構時，大家應該也注意到，熟睡期多集中在前半夜。科學家發現，累積的睡意最直接地反映在頭兩個睡眠週期的熟睡期。這段時間會大量迅速地償還所積欠的睡意，一些在熟睡期分泌的賀爾蒙也會大量產出。

古時候，人們認為清醒的時間越久，身體會累積越多「毒素」，這些毒素引起身體疲倦，而睡眠就是排毒的過程。雖然科學家還沒有確認產生睡意的真正機轉，但目前已經發現一種身體新陳代謝的產物，確實很像過去認為會引起睡意的毒素，這個物質叫做「腺苷酸」(adenosine)。

身體裡面有一種負責傳遞能量的物質稱為「三磷酸腺苷」(adenosine triphosphate)。當身體使用能量時（例如活動、運動），就會消耗「三磷酸腺苷」。分解後的「三磷酸腺苷」會遺留下「腺苷酸」。「腺苷酸」會降低一個人清醒的感覺，減少身體裡面興奮訊息與清醒神經傳導物質的傳遞。熬夜之後，「腺苷酸」會囤積在大腦中，造成隔天昏睡的感覺。相對地，運動可以增加「腺苷酸」在身體裡面的量，增加睡意。我們都知道喝咖啡會造成失眠，其實是因為咖啡中的咖啡因含有長得很像「腺苷酸」的物質，會和大腦中的「腺苷酸」搶位置，讓「腺苷酸」啟動睡意的通路出問題，因此造成失眠。

從這些角度看來，飽睡一夜之後，要從白天開始累積睡意，下一夜的睡眠才會好。累積睡意必須「節流」與「開源」。所謂的「節流」指的是避免在白天補眠，以免用掉晚上的睡意；「開源」則是避免用掉睡眠能量，還要積極地創造更多睡眠能量。目前研究發現，中等強度的有氧運動可以有效地創造睡意，並且提升睡眠的質與量。

經由前面的說明大家就能理解，為什麼連續熬夜就會想要補眠，而當睡眠時間太長，或是白天的活動量減少，就會造成睡意不足，引起夜間睡眠困擾或是熟睡時間減少。年長者因為退休、體能下降、身體不方便、社交活動減少、需要外出的時間變少等因素，累積的睡眠能量自然就變少。此外，長輩日間如果沒有可以打發時間的事情，坐著坐著就打起盹來，也會花掉不少睡眠能量。由於增齡的緣故，長輩的睡意比起年輕人更不容易累積，身體對於「腺甘酸」的反應也鈍化，就像年齡大了，身體對於胰島素反應變差一樣。

另外，即便有心想要增加睡眠能量，也往往因為膝蓋或身體病痛的關係，覺得心有餘而力不足。長輩們往往把「運動」想得太困難而躊躇不前，其實，不一定要劇烈運動，一些簡單的「活動」，也能有效地增加睡眠品質。這些助眠小撇步，會在第二篇「銀髮族健眠增能妙方」中介紹給大家。

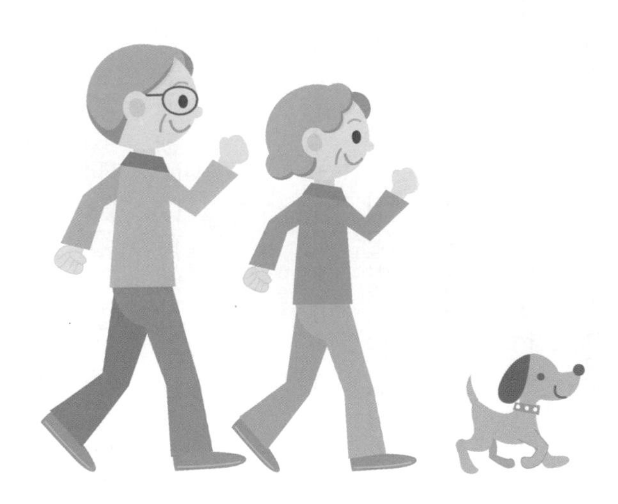

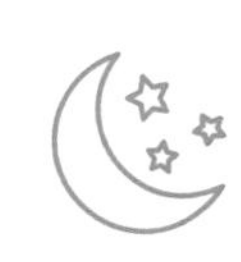

生理時鐘與睡眠能量的雙重奏：
夜間早醒、日間打盹的原因

「日間常打盹、晚上睡不著、常常忘東西」是街坊常聽到描述一個人退化的玩笑話。就睡眠醫學的角度而言，長輩日間經常打盹，確實是一種睡眠生理系統增齡的徵兆。雖然這大部分是正常的，但白天三不五時就想睡覺的情形，可能會影響晚上的睡眠，還是想辦法避免才好。

前面已經介紹過生理時鐘的「節律性」和睡眠能量的「恆定性」。睡醒之間的協調，仰賴兩者巧妙的搭配。唯有規律的作息（生理時鐘）與足夠的睡意（睡眠能量），我們才有辦法在白天維持充足的精神，在晚上則如「倦鳥歸巢」，慢慢地安靜下來，進入休息與睡眠狀態。這兩者的互動關係有一些複雜，打個比方，比較容易懂。

「睡眠能量」就像客運司機沿路載客。每天早上醒來，車子裡空蕩蕩，司機開著空車出發，一站一站載客，沿路客人只上不下。隨著一天過去，車子裡乘客越來越多，車子越來越重，就好比睡眠能量越來越高。當車子抵達終點站時，乘客慢慢下車，一直到天亮的時候，乘客才全部離開，車子又回到空車的重量。另外，我們可用車子的油門代表中樞體溫的約日節律變化。體溫越高，身體維持清醒的能量越強。在凌晨四點左右，油門完全放空；在黃昏時分，油門就會踩到底。沒過多久，車子油門會慢慢放掉，一直到凌晨，完全放空，接著進入另一個循環。

我們以車子的速度比喻一天下來，載客量（睡眠能量）和油門（約日節律的循環性）之間的平衡關係。每天剛起床時，車內沒有多少乘客，身體只要輕踩油門就可以前進無礙。但過了中午，車子裡已經有不少乘客，但是還沒有到一天內油門最強的時間，車子越發沉重，速度就慢了下來。這時候往往是起床後八小時，也就是約莫中午用完餐的時間。大家誤以為午餐後昏昏欲睡是因為中午吃太多碳水化合物，或是吃飽後血液集中到胃部造成大腦缺氧，其實這是身體維持清醒的系統還沒有火力全開所造成。

過了起床後八小時，身體警覺到車速下降，為了維持下午到睡前的精神，油門就會緊跟著反應，一路用力踩到底，讓車速再度變快。即便車子裡的乘客還在增多，但因為油門夠強，車速還是可以維持，人也清醒過來。這就是為什麼熬過下午兩三點之後，我們又可以像一尾活龍。

一直到睡眠啟動前，車子滿是乘客，但油門氣力用盡，開始放掉，車速也漸漸變慢。終於，車子沉重到再也無法前進，我們也進入睡眠狀態。當大腦啟動夜眠之後，乘客一個個下車，睡眠能量逐漸減少。因為油門在凌晨之前會同步一路減弱，車子也動不了。因此，即便在後半夜睡眠能量已經幾乎耗盡時，我們還是可以維持淺眠到天亮，直到醒來進入另一個循環。

年長者因為生理功能的改變，約日節律的相位會往前移動，而約日節律的最高點也比年輕人低。再以車子的油門打比方，就好像凌晨啟動油門的時間會提早，而且油門踩盡時的馬力也不比年輕的時候。因此，上半午已經是長輩油門衝刺到底的時段。在近午，維持清醒的能量就已經到達極限。不過，由於長輩的活動量較低，就好像沿路的載客量較少，一般的情形下，上午還是可以維持良好的精神。相對地，年長者在中午過後，油門就開始放鬆，這樣的生理變化，造成長輩在下午容易打盹，而且越夜越明顯，甚至很早就想上床睡覺。進入睡眠後，雖然乘客同樣逐一下車，但因為生理時鐘撥快的原因，車子空了，但油門沒有繼續放空，一段時間後反倒提早作用，導致長輩過早醒來，沒有辦法像年輕的時候，睡眠能量和維持清醒的能量，兩者之間配合得天衣無縫。

由此可知，長輩白天打盹的現象並不一定是生病的徵兆②。由於白天打盹容易用掉睡眠能量，間接導致晚上不容易入睡、睡不熟，或是更早醒來，因此最好能免則免。

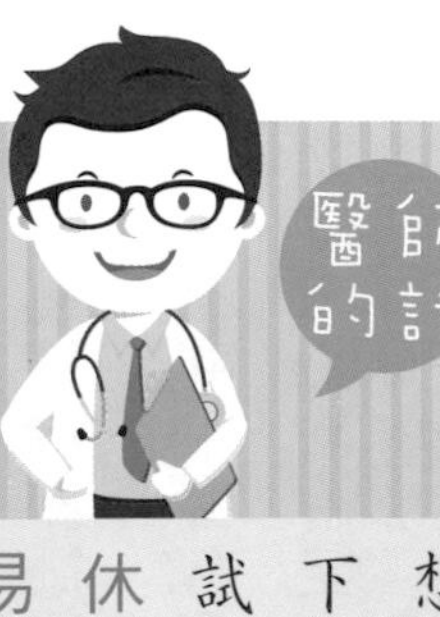

想要硬撐住不打盹，對大多數長輩而言，並不是件容易的事，下午時光的生活品質也不見得好。有一個小技巧推薦給長輩們試試。我們可以在下午稍早，不管有無睡意，「主動地」稍作午休。只是午休的時間不宜超過半小時，一旦超過半小時，就容易進入熟睡期。熟睡時不容易醒來，醒來之後也會因為熟睡期睡意沒過，反而更不舒服。另一方面，半小時內的午睡，也不會耗掉太多睡眠能量，經過小睡之後，下午的精神會比較好，可以外出活動筋骨，繼續累積睡眠能量。權衡之下，午休用掉一點睡眠能量，其實還蠻划算。

②嚴重的睡眠呼吸中止症或其他睡眠疾病，也會造成白天經常打盹的現象，需要注意有無這些疾病的徵兆。

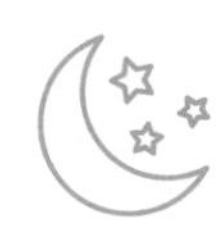

「睡」和「醒」的蹺蹺板：大腦的清醒與睡眠中樞

大家都知道喝咖啡會失眠；相對地，服用流鼻水或是過敏的藥物，反而會造成嗜睡。這些現象其實和大腦裡掌管睡眠啟動與清醒的機關息息相關，認識大腦裡清醒和睡眠中樞的運作方式，可幫助我們了解保養夜眠的原理和作法。

目前科學家發現，大腦裡至少有三套負責清醒的系統。一套是由神經傳導物質「乙醯膽鹼」管理，另一套由一系列「單胺類」的神經傳導物質負責，第三套則是由「清醒激素」負責的輔助系統。這些神經傳導物質雖然看起來陌生、念起來拗口，但其實和生活中的種種息息相關。

舉例來說，經典小說《水滸傳》中，梁山好漢智取生辰綱一幕，靠的就是用「蒙汗藥」，使得眾軍「頭重腳輕，面面相覷，都軟倒了」。另外，新聞中也常常聽到登山客不小心誤食長得和曇花很像的有毒植物——曼陀羅花，造成中毒昏迷不醒。其實，蒙汗藥和曼陀羅花都含有阻止乙醯膽鹼正常運作的成分，導致讓需要乙醯膽鹼維持運作的清醒系統出狀況。乙醯膽鹼除了和維持清醒有關之外，也會促進汗腺分泌，這也是為什麼服用蒙汗藥後除了意識喪失之外，還會無法排汗、體溫升高。

日常生活中，與另一套由單胺類負責的清醒系統相關的藥品則更為常見。單胺類的神經傳導物質包含血清素、正腎上腺素、組織胺、多巴胺等。止流鼻水和口服抗過敏藥物中多含有「抗組織胺」成分；另外，藥粧店裡販售的助眠藥物，成分也是「抗組織胺」。「抗組織胺」會降低腦中「組織胺」促進清醒的功能。另外，吸食安非他命後，會促進大腦分泌另一種單胺類——「多巴胺」，造成亢奮、睡不著覺的現象。

相對於清醒系統，大腦的睡眠中心則位於前視區的部分。前視區會透過「γ-丁氨基酪酸」這種傳導物質，抑制大腦的清醒系統，切換成睡眠狀態。「γ-丁氨基酪酸」主要負責抑制神經功能，目前市面上大部分的鎮定安眠藥，都是透過「γ-丁氨基酪酸」的神經抑制功能，達到助眠的效果。近年來臺灣出現一款使用新的發酵技術製作的茶葉——「佳葉龍茶」，其實就是一種富含「γ-丁氨基酪酸」的本土茶葉。

正常情況下，睡眠與清醒中樞，彼此的關係就像蹺蹺板，一上一下，配合日夜節律切換。由於人類在活動時必須維持一定時間的清醒，不能突然切換成睡眠狀態，否則會很危險。因此，造物者在設計睡醒的功能時，特別增加第三套清醒開關。這套清醒系統主要由「清醒激素」負責。「清醒激素」在白天時會大量分泌，協助上面提到的兩套清醒系統維持穩定的清醒狀態。人體若缺乏「清醒激素」，會出現白天無法克制睡意的現象，就是所謂的「猝睡症」。運用「清醒激素」不足會導致嗜睡的原理，目前已經研發出抑制清醒激素來達到安眠效果的藥物③。

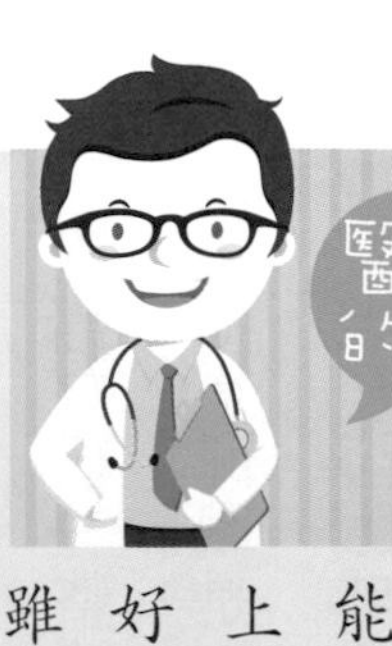

和身體其他器官一樣，隨著年齡增長，清醒或是睡眠系統的功能，難免不若從前。這兩個系統功能減弱時，會造成長輩們晚上睡不好、白天精神又無法持久的尷尬現象。然而，維持晚上好眠和白天清醒的要素，除了生理因素外，生活習慣也很重要。雖然身體的器官終究會老化，但長輩們仍然可以用正確的方法，保養睡醒功能，延緩需要別人照顧的時間。適當的白天光照、活動、飲食，都可以強化功能不彰的清醒或睡眠系統，維持日夜的規律性。或許我們無法抵抗身體的衰老，但保持優質的生活方式，一樣可以讓我們常保無形的精神健康，夜夜好眠。

③第五篇「失眠治療的武功祕笈」中〈精益求精的安眠藥：助眠藥物的演進史〉一文，有相關安眠藥物的介紹。

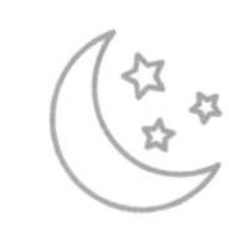

忘卻睡醒之間的游移：淺眠、多夢的原因

淺眠、多夢或是厚眠夢（臺語），是長輩常見的睡眠困擾。「整晚外面發生什麼事，我都知道！」長輩們經常這麼說。為什麼長輩特別容易感到淺眠，甚至覺得自己一整晚沒睡；相反地，好眠的人卻往往覺得自己一覺到天亮？我們已經知道睡眠是一個動態的過程，有淺眠期、熟睡期，還會作夢。其實，我們感覺自己淺眠或多夢，根本的原因是因為熟睡期減少。

一夜安睡的人從來不是真的一動也不動，一覺到天亮。以翻身為例，生理上，若人體長時間固定一個姿勢，不僅不舒服，甚至恐造成受力點出現壓瘡。因此，睡眠時的翻身，具有保護作用，好眠者也不例外。好眠的人會覺得自己動也沒動過，一覺到天亮。但實際觀察好眠者的夜眠，他們其實也會不停地翻身。再以作夢為例，好眠者的睡眠腦波，依然也會出現「快速動眼期」（作夢期），甚至和抱怨淺眠、多夢的人相比，「快速動眼期」睡眠的比例差不多，照理說，作夢的時間應該也相仿。好眠和睡眠品質不好的人，為什麼會有天壤之別的感受呢？

睡眠隨著增齡會有結構上的變化，長輩睡眠中淺眠所占的比例增加，熟睡時間減少，甚至會完全消失。因為淺眠而變得敏感，長輩容易被吵醒，即便能重新入眠，也需要時間才有機會再進入熟睡期。一夜的時間有限，隨著時間流逝，進入熟睡期的機會就更少了。整體來說，長輩原本熟睡的時間就少，若加上夜眠片片斷斷，一晚下來就沒剩多少時間熟睡了。

在熟睡的時候，大腦處於一個與外界幾乎斷絕聯繫的狀態，因此我們不會感受到外界的動靜，也就是「不省人事」。相對地，淺眠期仍然保有和外界某種程度的知覺，可以感覺到外界的一些刺激與變化。這是生物逃避天敵的一種機轉，以便隨時可以察覺外界的風吹草動。因此，不管是好眠或覺得自己淺眠多的人，在淺眠時，都會大略知道外面發生的事情。

科學家認為，在熟睡期，我們會出現短暫「失憶」的情形，會忘記熟睡前與熟睡後一段時間的事情。換句話說，若我們有較長時間的熟睡期，就會忘記淺眠期發生的片段記憶，而會在醒來之後，以為自己一夜安睡。因此，夜眠從來不是一覺到天亮，只不過是熟睡期睡眠給我們的錯覺罷了。長輩覺得自己淺眠、多夢，其實是因為熟睡期變少，老是會記得自己淺眠經歷過的感覺以及作夢的內容。

既然如此，有沒有辦法可以增加熟睡時間呢？很遺憾地，目前的助眠藥物中，並沒有保證可以增加熟睡的藥物。傳統的安眠藥，只能增加淺眠，不能有效地增加熟睡期。雖然有一些可能可以增加熟睡的藥物，例如鎮定型的抗憂鬱藥與抗精神病藥，但除了不一定有效外，同時也會帶來口乾舌燥、心律不整、肥胖、錐體外徑症候群④等不良副作用。

長輩們對於副作用更為敏感，想用吃藥的方式來增加熟睡並不可靠。目前的研究發現，只有適當的運動，才可以有效增加年長者熟睡期的比例，讓長輩睡得熟、睡得飽與睡得好。因此，長輩們若覺得自己淺眠、多夢，不妨讓自己離開沙發和躺椅，起身活動活動，做些運動來增加熟睡期，讓自己有能力「忘了」淺眠期與作夢。

④「錐體外徑症候群」指的是因為服用藥物造成類似巴金森氏症（手抖、遲緩、僵硬）、坐立不安、不自主運動等關於動作方面的不良副作用。

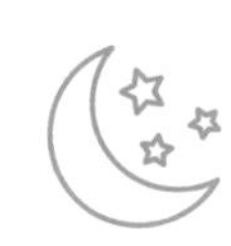

不長不短剛剛好：睡眠時數的迷思

「醫生，我睡覺的時間會不會太短？」「睡太短是不是容易生病？」這是門診經常被問到的問題。

隨著年齡增長，睡眠時間會逐漸減少，但究竟睡多久才算剛好呢？這是個重要但因人而異的問題。哺乳類動物睡眠時數的長短，其實大部分一出生就決定了。一般而言，身形越大的動物，行動較慢，耗能較少，需要睡眠的時間也較短，例如大象、驢子；相對地，身形越小，整天跑個不停的動物，經常消耗能量，所需的睡眠時間也就較長，例如老鼠、浣熊。另一方面，吃草的動物因為能量消耗快，一下子就需要醒來吃東西，所以每次不能睡太長，例如馬、牛；

肉食性動物，例如獅子、老虎，則是因為攝取的蛋白質足夠，因此一次可以睡很久，肚子餓了再醒來覓食。

歷史上的名人，有天生短睡者，也有天生重眠者。拿破崙、愛迪生、柴契爾夫人就是有名的短睡者；愛因斯坦則以長時間的睡眠聞名，他若沒有睡飽，就覺得大腦很難運作，聽說「相對論」就是他在床上想出來的理論。由此可知，很多因素決定了睡眠時間的長短，和健康與否、能力好壞並不一定有關係。

基本上，睡眠時數和健康的關係，大致上可以依照年齡分成三種（圖八）。青少年以前因為身體不停地成長，活動量高，所以需要足夠的睡眠時間休息。此外，和成長相關的賀爾蒙，也需在熟睡期時才能大量分泌。因此，充分的睡眠時間對兒童與青少年而言格外重要。

整體而言，青春期之前，睡眠時間越長，出現各種身心疾病的風險就越低。成年之後，睡眠時數和疾病風險的關係則變成U字型，睡眠時數的兩端都比較

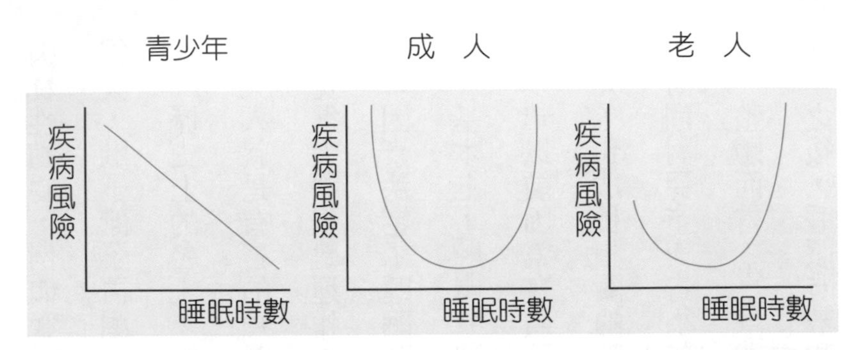

圖八　睡眠時數與健康的關係

不健康，這種睡得特別短或是特別長的睡眠時數，我們稱為「極端睡眠時數」。目前發現，睡眠時數過短會造成交感神經亢奮、血糖控制與新陳代謝變差，進而造成高血壓、糖尿病、憂鬱症以及死亡風險增高。同樣地，長時睡眠者，也有較高的死亡風險。

進入老年之後，睡眠時數和疾病的風險，基本上還是呈現U字型關係，只是短時睡眠和疾病風險的關係變得比較弱，但長時睡眠則變得更明顯，所以有時被稱為是J字型關係。在國內年長者睡眠時數與死亡率關係的研究中，也有類似的發現。

在四千多位長輩參與的「石牌老人睡眠研究」

中⑤，相較於每晚睡七小時的長輩，睡眠時數達八小時以上者，死亡率增加百分之二十六，而睡眠時數達九小時以上者，死亡風險更提高百分之六十六。睡九小時以上者，心血管疾病的死亡風險甚至比睡七小時的增加百分之一百三十六。相對地，相較於七小時睡眠，睡得短的年長者，若排除身心疾病的影響，睡得短本身並不會有較高的死亡風險。

這樣的結果告訴我們，雖然睡太短或是睡太長都對身體不好，但是背後的原因卻不相同。睡太短會有較高的死亡風險，其實和各種共患身心疾病有關，不是睡得短本身造成。相對地，睡得長的長輩，即便排除身心疾病的影響，仍然有較高的死亡風險。

⑤「石牌老人睡眠研究」是由國立陽明大學社區醫學研究中心周碧瑟教授以及精神科蘇東平教授規劃執行。自一九九九年起，在臺北石牌地區進行長達九年有關社區老人睡眠健康的大型追蹤研究。

同樣是國內的研究則進一步發現，睡八小時以上的長輩身體條件變弱了，不管是肌肉量、肌肉力和自律神經功能都較睡六到七小時的長輩差。這些訊息告訴我們，睡太長的長輩可能因為體能衰弱，造成死亡風險升高。睡眠時數變長只是一般時數不夠讓身體復甦的代償現象，或是體能變差，只能躺床休息的表徵。

圖九是美國國家睡眠基金會整理全世界睡眠時數與健康關係的研究結果，製作出來的理想睡眠時數圖。圖中標示出不同年齡群，「理想」、「尚可接受」以及「不理想」的睡眠時數範圍。若睡眠時數落在「不理想」的區段就須要注意，這是身心健康出問題的警訊。

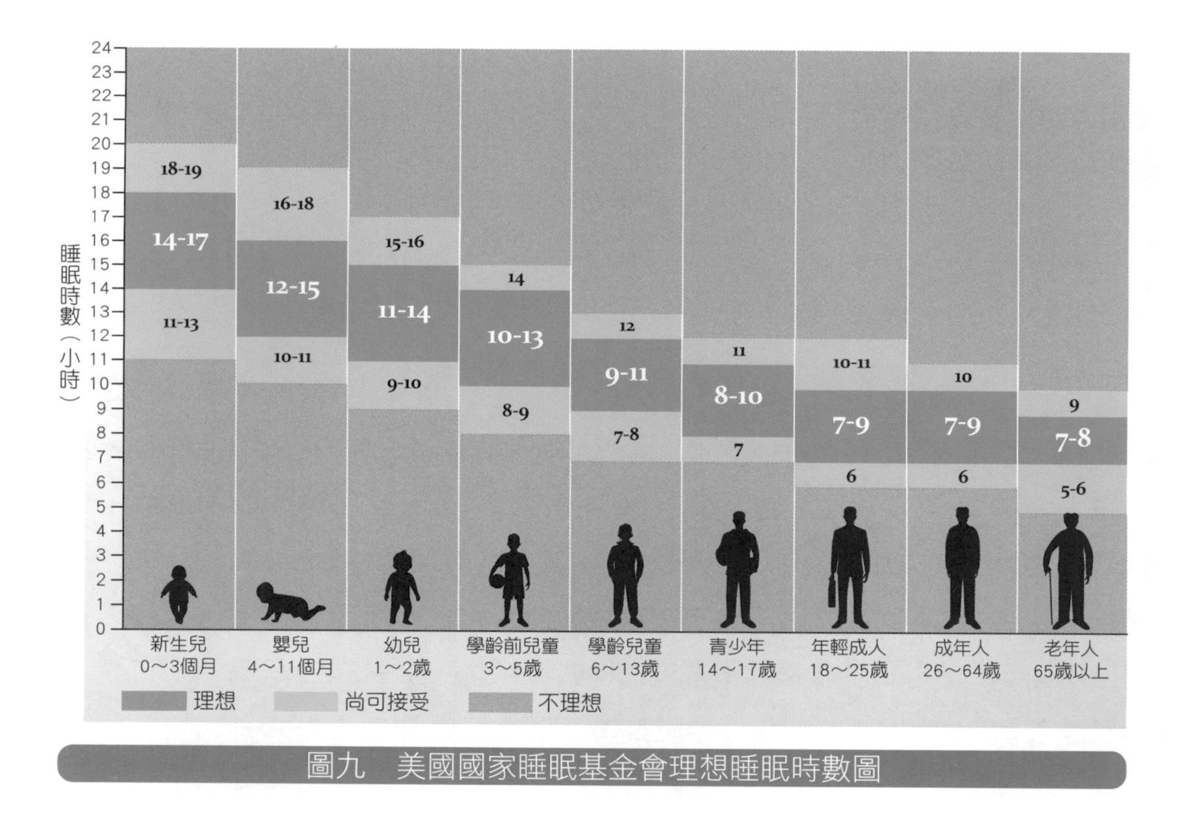

圖九　美國國家睡眠基金會理想睡眠時數圖

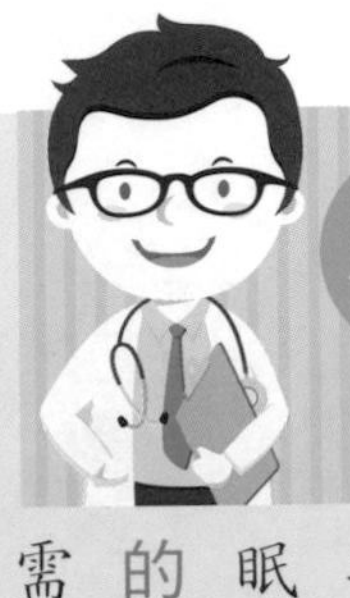

每個人需要的睡眠時數天生不同，不一定每天都要睡滿八小時，年長者理想睡眠時數的變化則更大。有一個小技巧可以判斷睡眠時間是不是足夠。其實**判斷睡眠時數是否足夠，取決於白天的精神狀況**。若是白天精神飽滿，吃喝玩樂都沒有問題，就不需要太在意睡得長或短。但若是白天覺得疲倦，而且睡眠時數過短，就需要注意是不是有身心疾病造成短眠。相反地，若睡得過長，則表示長輩的體能狀況不佳，應該要吃得營養一點，多出門走動、運動、曬曬太陽，以保持體能充沛。

2

銀髮族健眠增能妙方

一日之計在於晨：照亮靈魂的光線

從第一篇的介紹我們知道，光線可以讓我們大腦內最核心的生理時鐘「視交叉上核」與二十四小時一天的地球同步運轉。雖然視交叉上核自行運轉一輪的時間超過二十四小時，但每天的照光可以讓生理時鐘在新的一天歸零，重新來過。每天早上重新校正過的視交叉上核，將訊號往下游送，負責皮質醇（壓力賀爾蒙）分泌。交感神經系統、提高血糖的大腦中樞，在接受到訊號後就會開始運作，以因應一天新的挑戰（圖一）。視交叉上核接受光線的刺激後除了會將「開工」的訊號往身體其他部位傳遞外，大腦內和身體活動的區域，也會將訊號回饋給視交叉上核，強化白天的活動力。換句話說，全盲的朋友也可以透

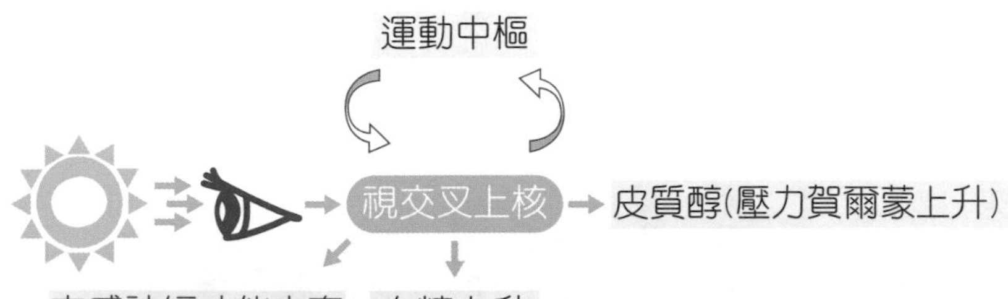

圖一　光線喚醒身體功能圖

過晨起的活動喚醒視交叉上核。

與光線以及視交叉上核關係最緊密的睡眠賀爾蒙，就屬褪黑激素了。褪黑激素除了與睡醒的節律有關，還可以協助產生優質睡眠、減少造成老化的氧化作用，抑制腫瘤形成。褪黑激素的分泌和光線的明暗息息相關，光線會經由眼睛將訊號傳到視交叉上核，進而抑制松果體分泌褪黑激素。

原則上，要在早上曬太陽十五小時之後，等天色逐漸變暗，褪黑激素才會逐漸分泌。上午照光可以設定褪黑激素開始分泌的時間。因此，如果上午缺少光照，會讓褪黑激素繼續分泌，時間無法歸零，造成晚上作息混亂。若是晚上接受的光線太強，就會阻止應該開始分泌的褪黑激素，阻礙大腦通知全身要「關機」的訊號，而造成入睡延遲。由此可知，善用光線不僅可以調整作息、優化睡眠，甚至可以促進健康。此外，光線影響生理時鐘的方法還有一些有趣的細節，了解之後可以讓我們更細膩地使用光線來促進健康。

不同強度與時間的光線暴露，對身體的影響有所不同。暴露的照度越高、離光源的距離越近、時間越久，對作息的影響也就越大。「勒克斯」是光線「照度」的單位，表一整理一天內經常活動範圍的照度。

過去認為要到二千五百勒克斯的照度才會影響褪黑激素的分泌。然而，最近的研究發現，光是室內的電燈、電視與3C產品的照度，就可以影響生理時鐘，抑制褪黑激素的分泌。另外，不同顏色的光線對於視交叉上核的影響能力也不同。隨著LED技術的進步，目前已經可以製造出不同色彩的光線。

整體來說，藍光影響視交叉上核的能力最強。但藍光也有分強弱，接近綠

表一　常見照度表

照度（勒克斯）	場　所
50	室內客廳
100	陰雨天
320-500	辦公室
400	清晨或黃昏
1,000	電視機
10,000-25,000	晴　天

色的藍光較為溫和，比較不傷眼睛，因此市面上作為調整作息治療之用的藍光照光機，多半採用這種波長的藍光。相對地，3C產品的藍光較為強烈，接近靛紫色，比較傷眼睛，因此市面上才有所謂「藍光眼鏡」用以篩掉藍光。

對於長輩們來說，上午到公園運動、曬曬太陽、回家吃個早點，除了打發時間外，也可以協助設定晚上褪黑激素分泌的時間。一般而言，只要在晴天的上午（約一萬勒克斯），室外待半個小時（不需直視陽光），就足以將生理時鐘歸零。

若天氣不好或是行動不方便的長輩，要外出曬太陽可能有困難。同樣地，長輩本身視網膜的退化、病變，也會造成光線進入眼睛的量大打折扣。然而，前面提過，除了光線外，身體各式各樣的活動也可以提供起床的訊號給視交叉上核，促使它命令下游開始工作。因此，即便是陰天、甚至是下雨天，不管是否方便外出，只要倚在窗戶旁，盡量讓身體活動活動，吃吃早飯，也可以有相同的效果。不過要記得，上午外出時別戴著太陽眼鏡，這樣光線進到眼睛的量就會減少很多，調整作息的效果就不好。同理，黃昏之後，為了讓褪黑激素正常分泌，就不要再讓自己暴露在強光底下。

相反地，有一群長輩在黃昏的時候，太陽還沒下山，七早八早就想睡覺，然後在凌晨兩三點就醒來。要將這種作息調得晚一些，就要逆勢操作光線的暴露時間。這類太早睡又太早醒的長輩，反而早上要避免外出。若真的要外出，最好戴著太陽眼鏡避光。在下午的時候，則應該要盡量外出照光，這樣就可以運用光線，延遲褪黑激素分泌的時間，將作息調得晚一些。

對於外出照光或是活動都很困難的長輩，可以考慮準備一臺照光機協助調整作息。市面上有各種品牌的照光機，相關資訊可以詢問各醫院睡眠中心。使用照光機調整作息時，只要將機器放在四十五度角、一公尺外的距離即可。不需要一直盯著機器看，可以閱讀報紙、做自己的事，大約每三十秒瞄一下照光機就可以。照光的時間，端看照光機的強度，原則上五千勒克斯，連續照一個小時，或是一萬勒克斯，照半個小時。合格的照光機應該是安全的，在正確使用下，目前並沒有照光機會直接傷害眼睛的證據。有些人使用後會有畏光、暈眩、噁心的感覺，這時只要停止使用，減少照光的時間即可改善。

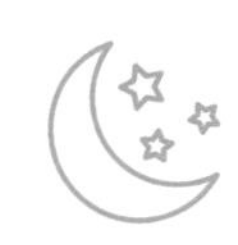

「誤眠」的地雷飲食：能免則免的飲食習慣

民以食為天，「吃飽」和「睡好」都是長輩們夢寐以求的事。然而，年長者的夜眠容易因為身心「刺激」而受干擾。同樣地，某些飲食習慣和食物的種類也會「刺激」夜眠，讓長輩不得好眠。不利睡眠的地雷飲食，可分為「時間」及「成分與種類」兩方面來介紹。

在「時間」方面，食物進入消化道造成胃部膨脹後，會將進食的訊號反饋回大腦。大腦收到遠端訊息，認為身體仍須工作，就會持續保持清醒。若進食的時間離就寢太近，就會導致入睡困難。另外，胃處理食物的時候，身體的血液會集中在消化道，一旦食物處理完畢，血液會回流到大腦，導致大腦溫度升高，血流量增多，會造成夜眠中斷。進一步來說，胃消化油脂、蛋白質和一般液體的速度不同。處理油脂類最耗時間，至少三小時以上。因此，不管是哪一種食物，即便是助眠食品，也不能大量食用。原則上，固體食物盡量避免在睡前三小時內進食，液體食物（例如溫牛奶）則在睡前一小時以上進食，且不要超過二百毫升。

在「成分與種類」方面，直接影響睡眠的不利食物大致上有三大類。一大類是含咖啡因的食物，例如咖啡、茶飲、可樂。第二類是酒精性飲料和尼古丁。第三類是辛辣的食物，例如洋蔥、辣椒、蒜、薑。想要正確享用這些食物，就必須先了解它們影響睡眠的機轉。

首先，咖啡因會阻斷睡眠促進因子「腺苷酸」的傳遞，因此含咖啡因的食物會阻礙睡眠正常啟動。當每天攝取的咖啡因超過五百毫克時，人體就容易出現咖啡因過量的中毒現象。因此，我國衛生福利部建議國人每日攝取咖啡因不宜超過三百毫克，以避免出現心悸、焦躁、手抖、易怒、噁心與失眠的過量症狀。

咖啡中的咖啡因含量會隨烘焙程度而不同。烘焙過程中的高溫會讓咖啡因從豆子中揮發掉，深烘焙咖啡一般比淺烘焙咖啡的咖啡因含量少。另外，熱咖啡也比冰咖啡的咖啡因含量低。在政府相關單位輔導之下，現在大型的現煮咖啡業者，都會用綠色（一〇〇毫克以下）、黃色（一〇一到二〇〇毫克）、紅色（二〇一毫克以上）來標示商品中咖啡因的含量，提供給消費者參考。

日常生活中還有一些大家經常接觸的飲料，所含的咖啡因不低，卻容易被我們忽略掉，例如茶葉、提神飲料和可樂。以長輩較常接觸的茶為例，茶葉依發酵的程度可分為未發酵（綠茶）、半發酵（烏龍茶、包種茶）以及全發酵（紅茶）等三大類。發酵程度越高，咖啡因含量越高。因此，咖啡因的含量，紅茶勝過烏龍茶、包種茶與綠茶。若以包種茶為例，三五好友聚在一起泡茶時，若

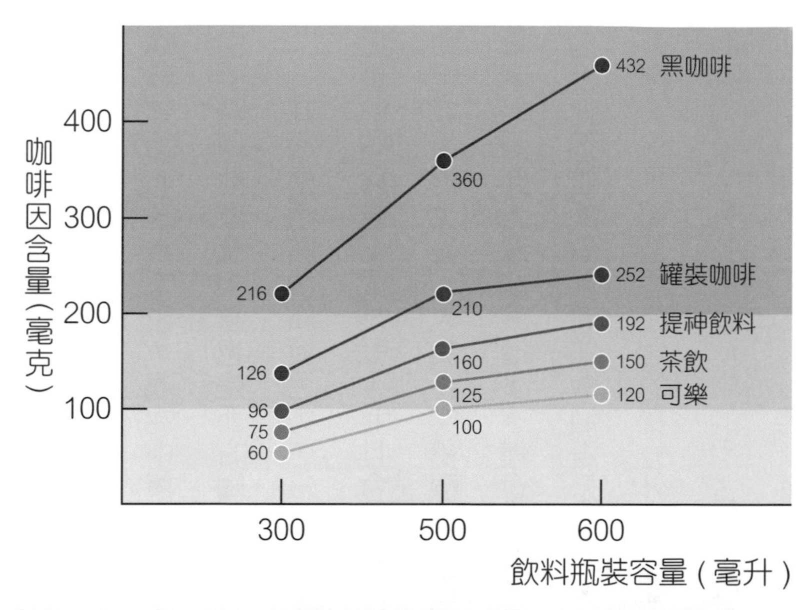

圖二　各種飲料咖啡因含量

每一泡浸泡一分鐘，一只茶杯五〇毫升來算，一杯茶大約含有一〇毫克的咖啡因。若一輪茶葉五泡來算，更替過四次新茶葉，就接近紅色二〇〇毫克咖啡因的量了。泡茶怡情養性，是長輩很好的社交活動。茶葉本身也富含營養，但容易不知不覺攝取大量的咖啡因，因此需要注意每天的總量。圖二整理市面上常見含有咖啡因的飲料，咖啡因含量與瓶裝容量的關係，供大家對照。

每個人對於咖啡因的敏感度不同，身體代謝咖啡因平均大約需二到四個小時。因此，不論我們吃進多少咖啡因，黃昏之後最好就不要再碰含咖啡因的食物或飲品。通常來說，吃完中飯之後，泡個茶、喝喝咖啡，其實可以幫助撐過中午時段的睡意，這也是西方國家下午茶時間的典故。

其次是酒精飲品與尼古丁。酒精確實可以短暫地使人放鬆、並加速入眠。但是酒精只能促成淺眠，並且會破壞深沉睡眠。此外，當酒精濃度降低，短暫助眠效果消失後，人就會突然醒來。而酒精利尿的特性，也會造成尿意，中斷睡眠。因此，睡前飲酒，不僅會讓睡眠品質變差，夜眠中斷。一般來說，晚餐之後就不要飲酒，睡前飲酒更是不妥。若真要小酌一番，葡萄酒會是比較好的選擇。除了葡萄酒所含的養分外，葡萄酒也含有植物性褪黑激素，或許有一些助眠效果。另外，香菸中的尼古丁，除了會增加罹患肺癌的風險，也會興奮中樞神經。因此最好戒菸，至少晚餐後就不要再抽菸。

最後，是辛辣的食物。辣味是精彩的調味之一，辛辣的食物還是可以吃，只是吃的時間需要留意一下。一般用於爆香、調味的蔥、薑、蒜，量並不多，即便晚餐吃了一些，也沒有多大關係。但像是麻辣鍋、薑母鴨之類的食物，享用之後體溫會升高，不利入眠。還記得睡眠啟動前，體溫會開始下降的人體特性嗎？太晚享用重辛辣的食物，會耽誤體溫下降的時間，造成入睡困難。不過，只要將晚餐提早一些，應該就無妨。

雖然有些食物確實會影響睡眠，但凡事過與不及都不好。有些閒情逸致和好友喝喝咖啡、泡泡茶、聚餐小酌一番，打發打發時間，並無不妥。很多長輩胃口不佳，能有些味道重一點的食物調味其實無妨，總比過瘦來得好。因此，對於長輩而言，掌握好享用這些食物的方式與時機，比起完全迴避不用健康多了。

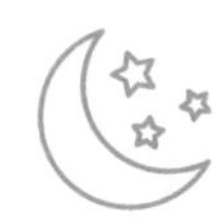

吃得巧，睡得好：如何吃出一夜好眠

規律且分明的生理作息、飽滿的睡眠能量，是優質睡眠的關鍵成分。隨著年齡增長，生理時鐘的訊號弱化、日夜節律變得模糊，加上因為身體病痛與功能退化，長輩要藉著運動累積睡眠能量，也變得更辛苦。對於年長者而言，若是生活中有一些簡單、不費吹灰之力的小技巧來幫助好眠，那該多好！吃飯原本和睡覺一樣是一件稀鬆平常的事情，但由於齒牙動搖、吞嚥功能退化，讓一些長輩不能好好吃一頓飯。如何聰明地吃出好眠，對長輩而言格外重要。

營養是健康的根本，而食物是營養的來源，均衡飲食才是王道。即便挑選助眠的食物，也不能偏食。褪黑激素具有促進深沉睡眠以及調整生理時鐘的功能，供應身體製造褪黑激素足夠的原料，是一個吃出好眠的使力點。身體中褪黑激素的前身是血清素。天黑之後，身體會將血清素轉化成褪黑激素。因此，有充足的血清素，才能製造足夠的褪黑激素。血清素不僅是褪黑激素的原料，也能幫助穩定情緒、減少焦慮與煩躁。因此，維持身體足夠的血清素，可以同時關照睡眠與情緒，一舉兩得。

身體內血清素的原料是色胺酸，它是人體無法自行合成的必需胺基酸。換言之，身體用到的色胺酸，全都得由食物攝取。一旦色胺酸不足，下游工廠製造血清素和褪黑激素的原料不夠，就有可能因為焦慮、憂鬱、煩躁或是缺少褪黑激素而影響睡眠。雖然有些天然的食物含有褪黑激素，但想單由這些食物補充足夠的褪黑激素，需要吃下的食物分量太多，不切實際。因此，確保飲食中不缺少色胺酸的攝取，或是增進身體對於色胺酸的吸收，才是行得通的方式。

除了直接補充色胺酸外，適量的碳水化合物也可以協助身體吸收色胺酸。

長輩能吃就是福，切勿為了減重而犧牲掉碳水化合物。糙米、全麥、豆類等都含有優質的碳水化合物，挑選食物時，千萬記得這些好東西。另外，在第一篇「破解神祕的睡眠」中，我們曾提過大腦中的前視區會透過傳導物質「γ-丁氨基酪酸」抑制大腦的清醒系統，讓我們切換成睡眠狀態。因此，多攝取富含「γ-丁氨基酪酸」的食物，例如發芽的糙米、高麗菜、蕈菇類、番茄、南瓜、味噌還有巧克力等，可以幫助安神。最後，鈣和鎂，也是長輩容易缺少的營養素。鈣和鎂可以幫助穩定神經、放鬆肌肉，是不可或缺的助眠礦物質。海帶、乳製品、香蕉、堅果類，都富含鈣和鎂，不妨在飲食上多搭配。

「均衡飲食」應該攝取充足而不過量的六大類食物，不可偏食，也不是每一類食物的攝取量都一樣。圖三整理出六大類食物中的好眠食物，在均衡飲食的前提下，多搭配這些食物，舉手之勞就可助眠。圖中列出來的「好眠食物」只是讓長輩們在決定每天菜色的時候，可以配合身體的需求，多一些食材的選

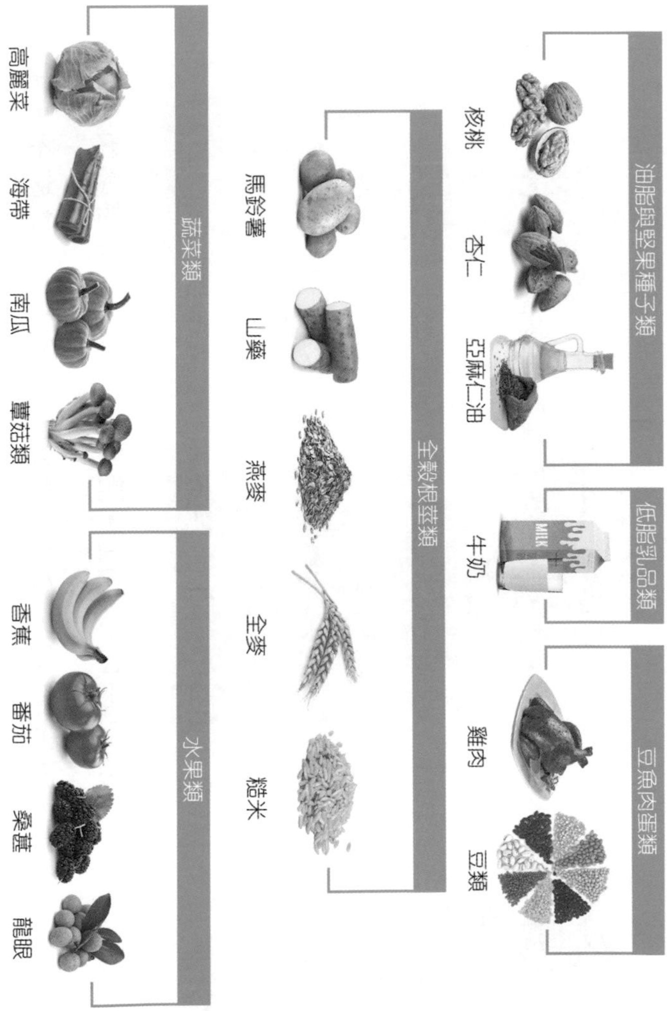

油脂與堅果種子類

核桃 杏仁 亞麻仁油

低脂乳品類

牛奶

豆魚肉蛋類

雞肉 豆類

全穀根莖類

馬鈴薯 山藥 燕麥 全麥 糙米

蔬菜類

高麗菜 海帶 南瓜 蕈菇類

水果類

香蕉 番茄 桑葚 龍眼

圖三　六大類食物中的好眠食物

擇。選擇這些食物時，要注意一下進食的時間與方式，才不會踩到「誤眠」地雷，顧此失彼。舉例來說，馬鈴薯和豆類是富含色胺酸的食物，但這些食物容易造成脹氣，不適合在晚餐時攝取太多。另外，長輩的吞嚥功能比較不好，要小心噎著。不好吞的食物，可以壓成泥，這樣吃起來比較輕鬆。

醫師的話

衛生福利部出版的《國民飲食指標手冊》，詳細地說明六大類食物的定義與範例，並介紹每天需要的熱量標準，以及食物搭配的原則。中研院的「中研營養資訊網」，將「國民飲食指標」的內容製作成容易查詢和計算的網頁功能，只要鍵入就可以很快查詢到適合自己的飲食風格與熱量需求，相當好用。年長者的飲食受到唾液分泌減少、活動量降低、身體組成改變等因素的影響，在熱量與營養的需求、食物的選擇和處理的方式上，都應有所調整。衛生福利部另一個出版品《銀髮族保健手冊》，也有詳細的說明，長輩們可以參考①。

①衛生福利部的出版品可在官網上免費下載，詳見「衛生福利部國民健康署健康九九網站」。

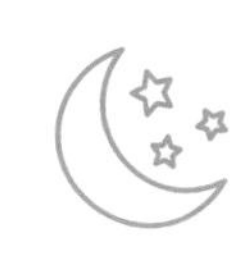

以動助靜的一帖良藥：運動的助眠功效

各種增進睡眠品質的方法中，「運動」大概是最有效而且副作用又少的方式，可以讓我們入睡快、睡得好、睡得熟、睡得穩。運動藉由增加身體耗能來擴充睡眠能量，運動後洗個澡，熱熱的，除了舒服之外，還可以透過身體皮膚血管的擴張，加速散熱，有促進睡前體溫下降的功效。專注於運動時，不僅可以放鬆心情，運動本身以及光線的暴露，還可以調整生理時鐘。由此可知，運動實在是夜眠的好朋友，對於容易淺眠和夜眠中斷的長輩來說，更是不用吃藥的多功能助眠妙方。

然而，「運動」和「活動」不同。任何消耗能量的身體動作稱為「活動」。

但「運動」則是一套有計畫的「活動」內容。運動的種類依照強度、時間與頻率不同，目的與功用也就不同。運動可以簡單地分為三類：「伸展運動」、「重量訓練」以及「有氧運動」。對於長輩而言，一套安全完整又有效的運動，需要包含暖身期的「伸展運動」（五到十分鐘），確保運動的安全；訓練期（三十到六十分鐘）增強肌耐力的「重量訓練」與消耗能量的「有氧運動」；緩和期（五到十分鐘）的「伸展運動」則可以促進循環。

伸展運動

「伸展運動」（拉筋）一般在運動前後進行，主要的目的是增加身體的柔軟度，避免運動傷害。「伸展運動」可增加肌肉和關節的靈活性，以改善運動的表現。進行「伸展運動」時，刻意地將身體的肌肉和肌腱拉開，保持一段時間，可以預防肌肉拉傷、痙攣，協助放鬆肌肉、減少肌肉疼痛。強度上只要做到緊緷、輕微酸痛即可。每個動作約三到六次，每次持續十到十五秒。伸展運動並沒有頻率的限制，運動前的暖身操、運動後的緩和操，都要伸展一下身體，以確保運動時的安全、運動後的舒適。

重量訓練

任何以「重量」來鍛鍊肌肉的活動，都是廣義的「重量訓練」。重訓可以增加肌肉的肌力與耐力。肌力與耐力訓練的差異在於前者施重強度較強，但重複的次數較少；後者施重強度較弱，但重複的次數較多。每週兩天的「重量訓練」可以保持肌肉的彈性與功能。原則上，肌力訓練的施重，只要最大能力的二分之一即可。每回合動作重複四到八次，進行一到三回合即可；訓練肌耐力時，施重只要最大能力的十分之一，每回合動作重複十二到二十五次，進行一到三回合即可。

有氧運動

「有氧運動」指的是大肌肉群參與的長時間運動，至少三十到六十分鐘。強度需要達到自覺「中等強度」或是一定的心跳數。圖四是運動強度與自覺感受的關係圖。「中等強度」大概是有些喘，還可以聊天，但若要唱歌已經吃力的程度。這類的活動會讓人有點累、呼吸和心跳比平常快一點，也會流一些汗。運動時，也可以直接用公式計算達到有氧程度的心跳速率：（二二〇－年齡）×（〇．七～〇．七五）。一位七十歲的長輩，運動時的心跳只要超過每分鐘一百下就可以了。

對年長者而言，心肺功能與肌肉功能大不如前，運動會變成一件吃力、不有趣的事。若因此而畏懼、排斥運動，心肺與肌肉功能會退化得更快。到最後可能會因為肌力不足、關節肌腱活動不靈活，導致跌倒風險遽增、躺床時間變

輕度身體活動

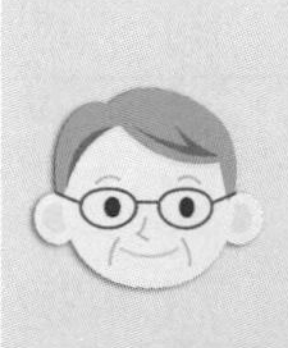

非常、非常輕鬆
非常輕鬆

中度身體活動

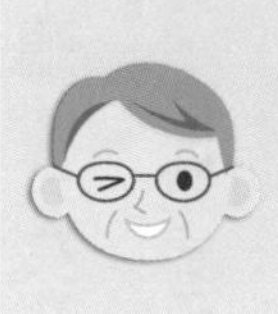

頗輕鬆
有些吃力

費力身體活動

吃力
非常吃力
非常、非常吃力

圖四　運動強度與自覺感受

多。屆時，遑論「運動」，連「活動」都變得困難。身體動得少，睡眠能量不足，睡眠品質就不好。若不幸跌倒，受傷的身體組織無法經由優質睡眠修復，體力最終將陷入一蹶不振的泥沼。運動可以增強肌力與關節靈活度，進而保持活動力、減少意外，還可以避免「睡眠品質不佳」、「肌肉組織退化」、「活動力降低」三者間的惡性循環，何樂而不為？

長輩運動時，有幾點需要特別注意。很多長輩會早起，清晨到公園、運動場運動，除了舒展筋骨外，也會和老朋友見見面，實在很美好。不過，晨間運動會因過早的光線暴露與身體的活動、擔心自己睡過頭遲到，反而過早喚醒生理時鐘，造成早醒。若長輩發現自己越來越早醒來、睡眠時間變短，甚至黃昏的時候就想睡覺，這就表示整個作息型態過於提早。這時候建議將運動挪到黃昏時段，以免晨間的運動，亂了作息，惡化早醒，得不償失。

另外，長輩的運動一定要量力而為，注意呼吸，不要憋氣，有高血壓、心臟病的人，所有運動都要盡量緩和。進行「伸展運動」時，每個動作要放慢，不要勉強。「重量訓練」時更不要逞強，身體若不太靈活，可以使用彈力帶進行阻力運動，方便、簡單又安全。

雖然「有氧運動」種類很多，而且「有氧運動」是運動助眠的核心元素，但對大多數長輩而言，爬山、慢跑、游泳、騎單車、有氧舞蹈等年輕人經常從事的有氧項目，都不太可行。其實，有一些適合長輩的運動，已經包含整套的伸展、有氧與重量訓練的成分。在臺灣本土的研究中發現，除了快走與游泳，銀髮族瑜珈、太極拳、八段錦、毛巾操，甚至是虛擬實境的運動類電玩，都有助於長輩的夜眠。如果真的不良於行，坐在穩固的椅子上，使用彈力帶練練肌肉也會有助眠的效果喔！

醫師的話

每個人的體能不一樣，身體的病痛與退化的部位也不同，運動時只要「自己」覺得達到「中等強度」就可以，不需要和別人比較，也沒有所謂「達標」這件事。只要持之以恆，體能自然就能維持。若真的不方便運動，每天活動活動、伸展筋骨、照照光、和別人聊聊天，對睡眠也會有幫助。

找回生命的節律：一夜好眠的行為處方

在這一篇中，我們介紹了各種健眠增能的妙方。雖然每個助眠技巧背後都有艱澀的科學理論，但操作起來其實很容易。睡覺本是一件天經地義的事，因此要重拾優質睡眠，不需要想得太難，只要把握住原則，讓自己的生活重新順應大自然與生命的循環性，人體的睡醒節律自然會重現。

以一天來說，地球與太陽的關係，界定出二十四小時內黑夜與白天之分。然而，身體自設的節律卻不是二十四小時。為了保持同步，我們必須有適當的陽光照射、活動與進食。早餐時搭配陽光照射，午餐後搭配小憩，晚餐前先運動順便洗個澡。一天的活動和自然界的律動相互搭配，不斷地同步生理時鐘，就可以讓整天精神爽朗。身體在清醒時按表操課，晚上啟動睡眠的時間自然會精準而且快速，睡眠的深度也會足夠。

食物的選擇必須考慮均衡飲食、恰好的熱量，以及合適的種類。含咖啡因的飲料不是不能享用，但要注意一天的總量，以及避免黃昏後飲用。攝取養分時，記得不要漏掉補充必需色胺酸或是可以安神的「γ-丁氨基酪酸」。過晚攝取富含蛋白質的食物、飲酒或是抽菸，就會造成睡眠啟動困難和睡眠循環性變差。另外，避免影響睡眠節律性的因素也很重要，睡前太晚的運動或太熱的泡澡，都會讓生理時鐘往後退，造成入睡困難。一旦生理時鐘往後退，和大自然的節律衝突，就會破壞睡眠能量和生理時鐘之間巧妙的搭配，睡眠中四到五次的循環性就會變差，夜眠就容易中斷與早醒。

另外，睡前放鬆心情，才能讓身心關機，啟動夜眠。培養一些睡前的小習慣，可以讓身體知道睡覺時間到了，例如整理一下房間、鋪鋪床，最好是練習放鬆運動，「腹式呼吸」、「漸進式肌肉放鬆法」都是簡單有效的催眠劑。學習腹式呼吸或是漸進式肌肉放鬆法並不困難，只要有人示範，帶著練習，很快就可以學會。本書的附錄介紹一個免費好用的手機應用程式「穩穩好眠」，裡面有內建放鬆的多媒體影片教學，可以下載來練習。

若是我們把所有的助眠妙方拉成一線，安排於一天當中，就會變成一套健眠增能的好眠處方（圖五）。這套處方看似簡單，但原理卻很科學。臨床經驗中，很多睡不好的患者，如果能設定好自己的助眠處方，找到過日子的節律，睡眠問題自然就改善了。「再也不用擔心哪些事情可以做、哪些事情不能做，不用再畏懼一不小心就睡不著！」患者們開心地說。

訂定這套行為處方並不難，只要了解原理，就能設計自己的好眠妙方。規劃好後，只要持之以恆地練習，約莫一到兩個禮拜就有成效。執行處方時，有時候難免會忘記該做什麼事，這時可以使用紙筆的方式，記錄下自己一天的行

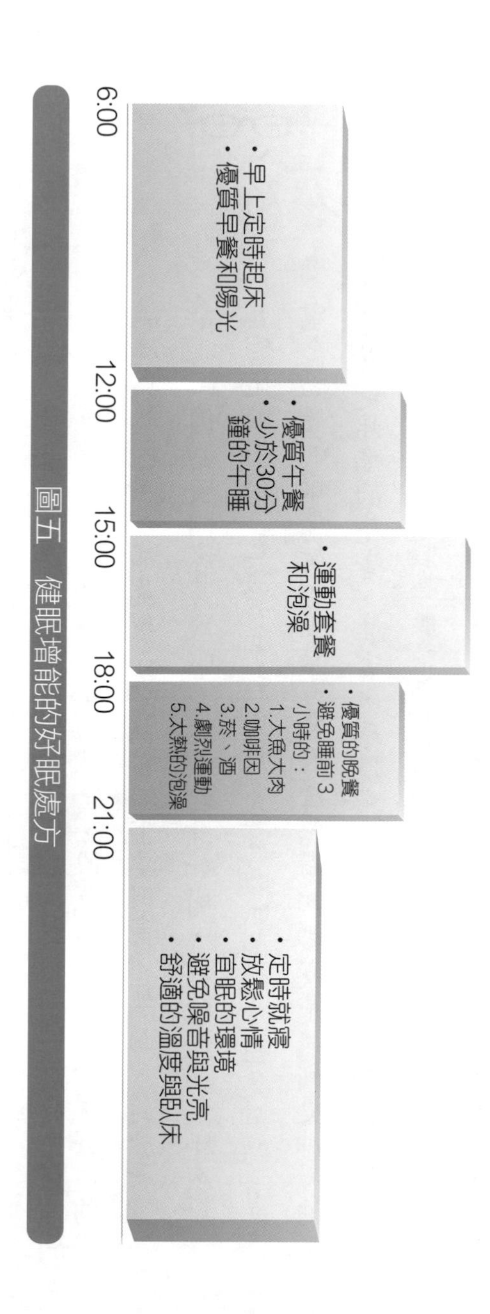

圖五　健眠增能的好眠處方

程。若覺得麻煩，也可以使用前面提過的手機應用程式協助規劃與提醒。「穩穩好眠」可以幫助使用者設定行為處方，並且在指定的時間主動提醒，還會將每天的作息與活動記錄下來供使用者回顧，使用起來相當方便省時。

醫師的話

在睡眠環境方面，保持黑暗的臥室、避免吵雜的噪音、舒適的溫度與臥床等，都是讓身心放鬆的重要因素。然而，對於長輩來說，因為夜間容易淺眠，經常起身如廁，有時候開盞小夜燈其實比較安全，也讓長輩和小孩安心。睡眠的環境難免有噪音，完全隔音的環境反而會讓有些人產生錯覺，或是聽到更細微的電流聲、心跳聲或是耳鳴的聲音。其實，環境中固定持續的輕微聲音，例如冷氣機送風聲、電風扇轉動聲（一般稱為背景噪音或白噪音），對於夜眠的影響比較小。相反地，突如其來的聲音，例如樓上的腳步聲、馬桶沖水聲、晚歸家人的關門聲音，比較會造成夜眠中斷。因此在幫長輩安排宜眠的環境或是約定生活習慣時，也要考慮到這些細節。

3

五花八門的睡眠疾病

抽絲剝繭見真相：年長者睡眠疾病的複雜性

年長者的睡眠問題不僅常見，照顧起來也比較棘手。醫師在診斷與治療長輩睡眠困擾時，有不少挑戰，必須很仔細地抽絲剝繭，才能擬定完整的治療計畫與步驟。知道醫師在診斷與治療上的難處，可以讓長輩在就診前準備好更完整的訊息，協助醫師正確判斷、正確治療。

挑戰一：需要區分是正常或異常

對年長者而言，即便是同樣一種睡眠障礙，嚴重度不一樣，病因可能就不同，對身心的影響也不同。有些只要保養，避免惡化與慢性化即可，不一定要治療，有些則需要積極處理。因此，醫師必須判斷出長輩的睡眠問題，夠不夠嚴重、需不需要治療，或是請長輩放心，不太影響健康或生活品質，只要觀察就好。

舉例來說，年齡增長之後，熟睡變少、淺眠變多，長輩可能感覺睡不熟，但不一定抱怨睡不飽。長輩的睡眠狀況是和年齡匹配的正常結果還是生病了？在區分上有些難度。但只要細心地問診與評估，還是可以分辨出來。若醫師認為只是正常增齡，建議的重點會放在如何保養與強健現有的夜眠，降低日後出現病態失眠的風險。若已經是病態的睡眠困擾，就會尋找睡不熟的原因，積極治療。

對應之道：根據醫學研究的證據，確立不同等級睡眠障礙對身心健康與生活品質的影響，清楚地劃分病與非病的分野。

挑戰二：病因往往多樣

確定長輩的睡眠困擾屬於需要治療的「疾病」後，不見得就能清楚地知道病因為何。睡眠障礙和其他身體疾病不太一樣，病因往往多重。例如一個罹患巴金森氏症的長輩，最近開始出現失眠的症狀。表面上看起來是巴金森氏症的症狀造成失眠，但實際上，治療巴金森氏症的藥物也會引起失眠。再舉一個例子，睡眠障礙是憂鬱症患者常見的症狀，然而因為憂鬱症而足不出戶時，減少陽光暴露、長時間躺床，也會讓生理時鐘更加紊亂，睡眠障礙雪上加霜。

整體而言，長輩睡眠障礙的原因可以分成三大類。第一類是睡眠系統正常增齡的結果。從第一篇的介紹我們知道，長輩的睡眠隨著年紀增長變得淺薄，而且生理時鐘容易往前移，這會讓長輩更容易出現睡眠障礙。

第二類是身體其他器官的衰老或疾病所致，進而影響睡眠品質。例如關節退化引起疼痛、攝護腺肥大造成夜間頻尿、呼吸道肌肉功能退化引起睡眠呼吸中止症、腦部功能退化造成快速動眼期睡眠行為疾患，甚至是失智症等都會影響正常睡眠。

第三類則是心理與環境的因素。退休、老伴和朋友相繼離世、身體機能下降、不良於行，甚至凡事都得仰賴別人等，會讓長輩感到自卑、沮喪與孤單。離群與社交退縮會使得活動量下降、光線照射不足，這些因素也會惡化睡眠品質。

對應之道：陳列出可能導致睡眠困擾的「睡眠系統老化因素」、「身體器官老化因素」及「心理與環境因素」，逐一評估、盡可能全面處理。

挑戰三：病因與睡眠困擾互為因果

年長者的睡眠障礙和身體疾病之間往往相互惡化，影響彼此的治療效果，拖長病程。例如睡眠品質和血糖的控制關係緊密，糖尿病患者一旦睡眠不好，血糖就不好控制，出現併發症的風險就增高。萬一出現糖尿病相關的視網膜病變，視力受到影響，又會限制活動力。活動量若不足，睡眠又會跟著變差，開始惡性循環。另外，肌肉受傷之後，身體會在熟睡期啟動修復機制，回復肌肉的機能，降低疼痛。一旦疼痛影響睡眠，減少進入熟睡的機會，疼痛感就會持續，失眠也不會改善，同樣會陷入惡性循環。

理論上，只要我們終止惡性循環，就有機會各個擊破。問題是，理想與現實總會有一些差距。內科疾病往往越嚴重、越難控制，才會出現難以處理、慢性化的睡眠障礙。把內科疾病治療好，然後睡眠問題自然會跟著變好的想法，合理但不一定辦得到。當然，醫療團隊一定會盡全力照顧好長輩的身心疾病。但若是遇到不容易完全治癒、難纏或慢性化的身體與心理疾病，有時候還是需要有斷然的作為。舉例來說，雖然長期使用安眠藥並不是一個理想的作法，但面對嚴重的慢性疾病患者時，先使用一段較長時間的安眠藥，把睡眠困擾控制住，中斷惡性循環，對患者整體健康而言，反而最好。面對睡眠困擾需要臨床取捨的情形，在比較多內科慢性問題的長輩中特別常見。

對應之道：終止惡性循環，以整體效益衡量治療的分寸。

挑戰四：對藥物副作用敏感

藥物進到體內，首先會分散至全身各處。留在血管當中的藥物，有些會和肝臟製造的血清白蛋白結合，剩下的自由型藥物才有藥效。幫助睡眠的藥物會進到大腦中產生作用，影響腦細胞的功能表現。之後大部分藥物會經由肝臟加工處理，變成容易排出體外的形式（即所謂的「藥物代謝」，或是「解毒」的過程），接著再由腎臟排出體外。

隨著年紀增長，這些過程都和年輕時不一樣。首先，長輩的身體組成改變，因此同樣劑量的藥物，在身體裡面的平均濃度和年輕人不一樣。再者，長輩的肝臟功能會減弱，因此和血清白蛋白結合的藥物就減少，血液中可以作用的自由型藥物就變多。接著，藥物進到大腦中，因為大腦細胞退化的緣故，同樣濃度的藥物產生的作用與副作用都會變大。最後，在分解藥物與排出藥物的過程中，肝臟與腎臟功能的退化，會讓藥物在身體裡面留下來的時間變長。因此，年長者使用藥物，需要的劑量和可能的副作用反應，變得不容易估計。

此外，即便是相同的副作用，長輩也會因為其他身體功能的改變，變得更容易受傷。舉例來說，服用安眠藥之後，長輩比年輕人更容易在剛起床時，因為藥效未退而昏昏沉沉。同樣程度的昏沉，年輕人因為肌力和平衡感較好，不容易跌倒。即便都跌倒，對於年輕人和年長者的衝擊也大不相同。年輕人可能只有皮肉傷，長輩則可能骨折而需要躺床，甚至一蹶不振。由此可知，長輩使用安眠藥這類的中樞神經藥物時，需要特別謹慎。理想中，能有不用吃藥的治療方式最為妥當。但現實中，非藥物的治療方式經常緩不濟急，對於困難病症或是病因複雜的睡眠障礙，不一定有用。因此，長輩非得用安眠藥時，還是得先精簡所有藥物，然後挑選副作用最少的安眠藥種類，從低劑量慢慢地調整，找到有效而且副作用還能忍受的平衡點。

> 對應之道：精簡所有用藥，強化非藥物方式的治療，降低劑量、慎選藥物、慢慢調藥。

挑戰五：非藥物治療方式不一定可行

幾乎所有的睡眠疾病都有配套的非藥物治療方式，但年輕人適用的治療方法，應用在長輩身上會因各種因素而變得窒礙難行。舉例來說，年輕人可以透過開刀或是製作止鼾器（一種口腔咬合器）來解決打鼾問題。但是在咽喉部的手術後，往往會有一段時間出現暫時性的吞嚥功能障礙，容易嗆到。長輩咽喉肌肉原本就比較沒有力氣，如果再開刀，造成吸入性肺炎的風險就會增高。另外，製作咬合器時，常常需要額外的費用，疼愛兒女的長輩，會因為體貼小孩而不願多花這筆費用，寧願把「老本」留給孩子。

另外，前面提過陽光與運動對於保養睡眠的重要性。然而，很多長輩光是視茫茫就不方便出門，有些還因為眼睛疾病的關係，醫師也不建議照到太陽。至於運動，更會讓原本心臟不好、肺臟不好、膝蓋不好的長輩們裹足不前。表面上，這些非藥物的治療方式看似不切實際，其實只要懂得這些治療的原理，還是可以量身訂做一些替代的方案。相關的細節會在第五篇「失眠治療的武功祕笈」篇，詳加介紹。

對應之道：量身訂做可行的非藥物治療方式。

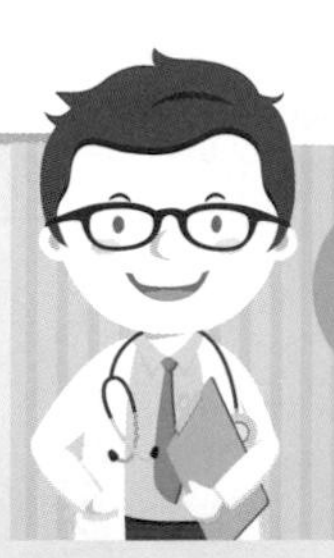

雖然會遇到挑戰，但事情總有解決的方法。照顧長輩的睡眠困擾，不能有「非此即彼」、「一刀兩斷」的思維。醫師連同長輩以及家人一起抽絲剝繭，彈性運用藥物與非藥物的方式，一定可以整理出可行的作法，節奏分明地協助長輩找到優化睡眠的能力。大家一起找尋最佳治療方式的過程，其實相當溫馨有趣。

謹慎與穩紮穩打的治療策略，而非魯莽的急就章，才是長遠而且安全的作法。

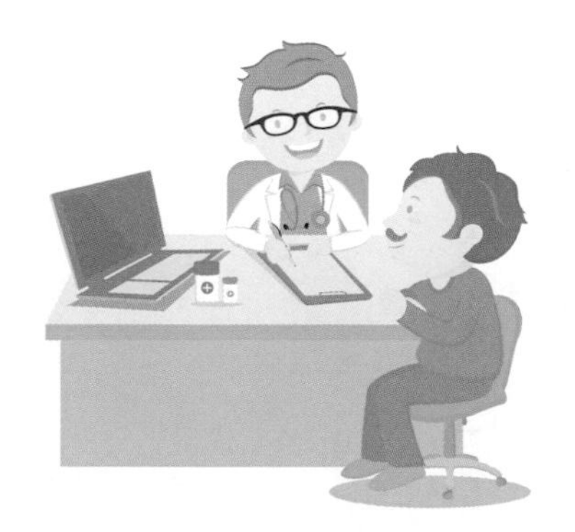

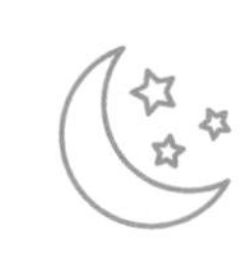

睡不好不一定是「失眠」：慢性化才是嚴重失眠的指標

年長者經常感覺自己睡不好，有「失眠」的問題。到底什麼是「失眠」？「失眠」有無輕重之分？在醫學上，失眠的定義其實很簡單：「當睡、得睡、卻睡不好」。

「當睡」指的是在合適的時間上床睡覺。很多長輩退休後，因為生活變得單調，入夜之後，往往因為無事可做，乾脆就提早上床，卻總是翻來覆去睡不著。顯然，這不是過去一貫的睡覺時間，和自己真正的生理時鐘並不搭配，不是生理上「應當」睡覺的時間。因為和自己的生理節律不同調，自然睡不著。這種自己造成的入睡困難，不能算是失眠。這就好比我們希望朝九晚五的上班族，六點回家就上床睡覺一樣地困難。

「得睡」指的是在「應當」睡覺的時間，沒有外界的因素干擾而「得以」成眠。舉例來說，通宵徹夜追韓劇、輪班站哨而不「得」睡、一時興起和老友秉燭夜談，導致隔天精神不濟，這種刻意熬夜造成的睡眠不足，同樣不算是醫學上定義的「失眠」。

「睡不好」指的是在滿足「當睡」且「得睡」的前提下，夜裡依舊無法成眠的情形。夜裡無法成眠時，可能會有「入睡困難」、「夜眠中斷」及「太早醒來」三種症狀。「入睡困難」指的是嘗試上床睡覺之後，超過三十分鐘仍然難以入眠。「夜眠中斷」指的是睡著之後，半夜醒來超過兩次，且每次都得花三十分鐘以上才能再睡著。「太早醒來」指的是比以前好眠的時候，還要早三十分鐘以上醒過來，一直到天亮，再也沒有睡著過。

臨床上，最常見的失眠症狀是入睡困難，但是大部分的失眠患者都不只有一種失眠症狀。失眠症狀也會隨著時間變化，有時候以入睡困難為主，有時卻經常夜眠中斷。即便一陣子睡得還不錯，但天氣一變化或是壓力比較大時，失眠就會復發。相較於年輕人，年長者因為增齡與身體疾病的雙重影響，更常出現夜眠中斷與早醒的症狀。臨床上，以夜眠中斷與早醒為主的失眠，病因比較複雜，也比較難處理。

「我的失眠嚴重嗎？」很多失眠患者都會擔心地詢問醫師。日常生活中，本來就會因為隔天要出門遊山玩水而興奮到睡不著覺，也會因為最近的身體不適而失眠。有些人失眠屬於「短暫性」，有些人的失眠卻像慢性病，每天都需要安眠藥才能入眠。究竟醫師怎麼判斷失眠的嚴重度呢？

臨床上，失眠的「慢性程度」是醫師判定失眠嚴重度的關鍵之一。生活中難免會有些突發的身心壓力造成短暫的失眠，例如感冒、背痛、煩心的事情。遇到這些緊急的狀況，需要耗費較多的心力來處理，讓人處在一種身心緊繃的狀態，導致失眠。一旦雨過天晴，失眠也會跟著消失。若是壓力已經解除，而失眠仍舊持續，或是壓力的本質，需要長期抗戰，例如慢性病痛、癌症、孤寂等，失眠就很可能不會自癒。失眠越久，對身心的影響越大，長輩尤其如此。

一般來說，失眠一旦超過三個月，就很難再自己回復正常。因此，臨床上把已經超過三個月的失眠稱為「慢性失眠」；相對地，短於三個月的失眠就稱為「急性失眠」。「急性失眠」只要去除壓力，強化夜眠的保養，可以再觀察，不一定要馬上看醫生。如果失眠已經慢性化，就應該立即尋求醫師的協助。

醫師的話

有一點需要特別注意：長輩的身心壓力往往比年輕人長久。不僅身體的病痛不好處理，心理的創傷，也不是三兩天就能釋懷。一些原本可以阻止失眠慢性化的作法，在長輩操作起來也會有困難，例如外出照光或是運動。因此，年長者會有更高比例的「慢性失眠」。倘若長輩出現急性失眠，便需要更細膩的處理，才能避免失眠慢性化。

長輩們，您睡得清爽嗎？
臺灣年長者失眠的樣貌

國內不乏長輩睡眠問題的資訊，但很多內容其實是西方醫學的觀點。國外和本土的年長者，在人種、文化與生活習慣上都不相同。將西方的經驗強加在我們身邊的長輩，恐怕不是最客觀的作法。臺灣年長者的「失眠」，究竟是什麼模樣？本土的資料和國外的經驗一樣嗎？

針對年長者失眠問題進行的本土大型調查並不多，國內的資料和國際研究類似，多半只是其他研究主題的附帶調查而已。國內真正開始進行大規模年長者失眠研究，是在臺北市北投區進行的「石牌老人睡眠研究」。石牌研究訪問了超過四千位住在石牌地區六十五歲以上的長輩，仔細地調查了他們的睡眠相關

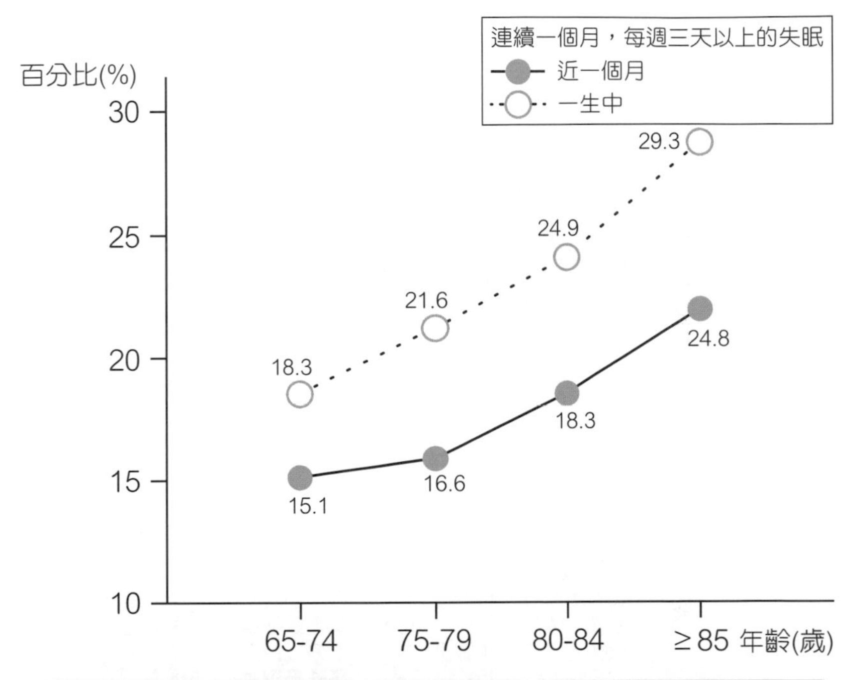

圖一　夜間失眠症狀分布圖（石牌老人睡眠研究）

問題。

石牌研究中發現，一生中有過「連續一個月，每週三天以上」失眠情形的比例，隨著年齡增加而上升。同時，近一個月仍有這種嚴重度失眠的受訪者，也是隨著年齡增長而增加。這些只是夜間失眠症狀的調查（圖一），其實，臨床上界定會影響健康的失眠，並非只是出現晚上的失眠症狀而已，

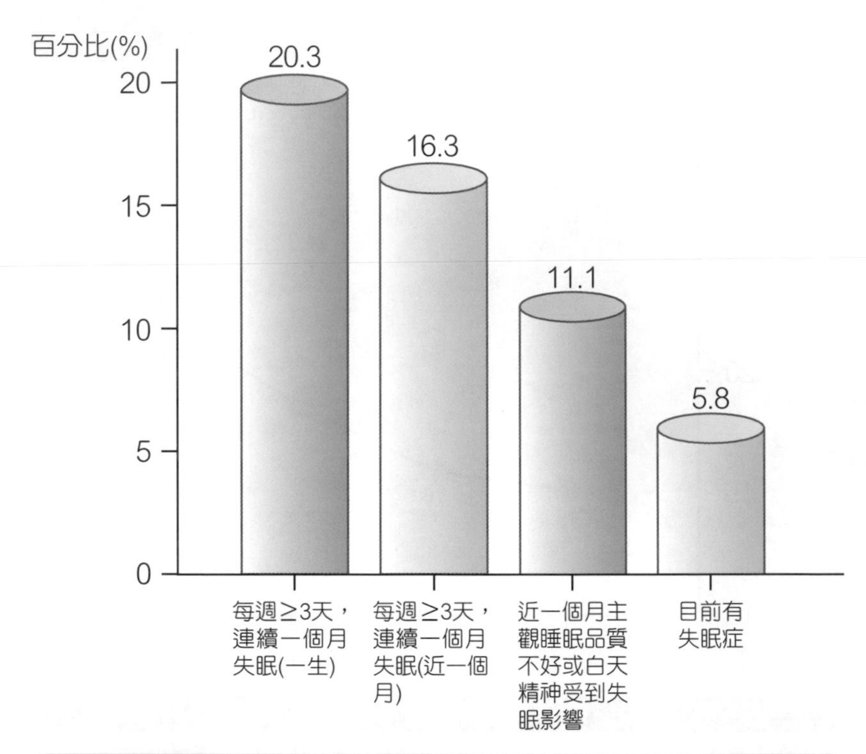

圖二　不同程度的失眠比例圖（石牌老人睡眠研究）

還有別的考量。

若以不同嚴重度來看臺灣年長者失眠的比例(圖二)，石牌研究發現平均百分之二〇・三的受訪者在一生中有過「連續一個月，每週三天以上」的失眠情形。而近一個月仍有這種嚴重度失眠的受訪者，也還有百分之一六・三。感到「睡眠品質不好」

或是「白天精神受到失眠影響」，約有百分之一一・一。滿足「近一個月失眠達到每週三天以上，而且主觀睡眠品質不佳或是白天精神受到失眠影響」條件的「失眠症」患者，則只有百分之五・八。這些數字雖然繁瑣，但其實看懂門道之後，就會發現有趣之處。

首先，「連續一個月，每週三天以上」是睡眠醫學上界定失眠嚴重度的「時間」與「頻率」指標①。換句話說，醫學上認為，這麼頻繁出現且拖延許久的失眠，在病因上不同於「明天要出遊，今晚睡不著」，或是「早上被老闆罵，晚上睡不著」，這類的「短暫」、「壓力反應」型的失眠。暫時性的失眠往往過幾天就會消失，不需要特別治療。另外，主觀感覺「睡眠品質不好」或是「白天精

①從二〇一三年開始，失眠要連續三個月以上才算是慢性化。石牌研究是從一九九九年開始進行到二〇〇八年，當時慢性失眠的定義是一個月。附表的「中文版雅典失眠量表」同樣是二〇一三年之前發展的量表，因此也是以一個月作為慢性失眠的定義。

神受到失眠影響」是另一個關鍵的嚴重度判定指標，這兩個說法其實是一體兩面。因為增齡的關係，長輩們在晚上多少都會睡不好，可是不見得會覺得自己的睡眠品質不佳。大部分的長輩，即便晚上有些許睡眠中斷的情形，白天還是照樣運動、訪友、外出逛街，心情也不受影響。換句話說，會自覺「睡眠品質不佳」的人，通常是開始覺得失眠已經影響到白天的生活。若晚上符合失眠症狀的「時間」與「頻率」的規定，加上白天又符合主觀睡眠品質不佳或是精神不濟的準則，這就是失眠分類中，最嚴重等級的「失眠症」。

直覺告訴我們，長輩的失眠情形應該很普遍。從石牌的研究可以發現，長輩和年輕人相比，晚上經常性、慢性失眠症狀的比例確實較高。抱怨主觀「睡眠品質不佳」者，僅比年輕人略高一些。但最嚴重的「失眠症」，長輩和年輕人的比例幾乎一樣，這樣的發現和世界各地的研究一致。換句話說，長輩確實比較容易出現夜間失眠症狀，但大部分只是正常增齡造成，屬於比較輕微且不影響隔天精神的夜間失眠症狀。真正符合「失眠症」診斷的人，並沒有比較多。

究竟多嚴重的失眠才需要治療呢？若已經符合「失眠症」的診斷，當然就要看醫生。若只是自覺「睡眠品質不佳」，甚至只有晚上的失眠症狀但白天沒有任何不適，這樣的失眠需要治療嗎？長輩的夜眠本來就比較淺薄，有時候晚上的失眠症狀，僅是代表年紀大了，不一定是健康出了問題。就好像頭髮老化會有白頭髮、眼睛老化會有老花眼一樣，不一定需要治療。在國際與本土的石牌研究中都發現，若是失眠已經讓人感覺到「睡眠品質不佳」，或已經造成白天的不適，久而久之，比較容易出現不良的健康問題，例如糖尿病、憂鬱症，甚至比較高的死亡風險。一項在臺北市萬華區進行的社區長輩睡眠研究也發現，當長輩主觀覺得睡眠品質不好的時候，身體失能的風險也比較高。因此，睡不好需不需要看醫生？白天的精神是否受到影響，或是否已經覺得「睡眠品質不佳」，是判斷的關鍵。

不同嚴重度的失眠，有不同的處理方式。不影響健康的失眠，其實不需要特別治療，只要保持第二篇「銀髮族健眠增能妙方」建議的生活習慣，就可以避免惡化成比較嚴重的「失眠症」。相反地，白天精神已經受到影響或已經是「失眠症」，就必須就醫，徹底找出失眠的原因，和醫師一起規劃出有效的治療方法。失眠已經造成白天生活功能影響的指標有四個。首先，在白天會感到倦怠或老是昏昏欲睡。再者，會感覺到注意力不集中或記性不好。第三項是變得沮喪、容易生氣。最後，會變得慵懶，提不起勁。這些都是要看病就診的「警訊」。照這樣說來，以後長輩遇到鄰居老友，除了問候「吃飽沒？」還要補上一句「睡得清爽嗎？」若您所關心的人，老是覺得精神不濟或是睡眠品質不好，就要建議他們看醫生，否則拖久了，健康問題只會越來越多。

最後附上適合臺灣人使用的失眠症自我篩檢量表「中文版雅典失眠量表」（表一）。若總分達八分以上，就很有可能患有失眠症，要提高警覺。

表一　中文版雅典失眠量表

說明：這一份量表是為了協助你評估自己的睡眠困擾程度，前提是過去一個月以來，如果你每星期至少有三天的睡眠困擾				
入睡時間	□0 沒問題	□1 略為延遲	□2 中度延遲	□3 嚴重延遲
睡眠中斷	□0 沒問題	□1 問題不大	□2 問題明顯	□3 嚴重中斷
過早清醒	□0 沒問題	□1 有點提前	□2 明顯早醒	□3 嚴重早醒
總睡眠時間	□0 已足夠	□1 有點不足	□2 中度不足	□3 嚴重不足
整體睡眠品質	□0 很滿意	□1 有點不佳	□2 明顯欠佳	□3 極不滿意
白天的美好感*	□0 還不錯	□1 有點下降	□2 中度影響	□3 嚴重下降
白天身心功能**	□0 還正常	□1 有點下降	□2 中度影響	□3 嚴重下降
白天嗜睡程度	□0 沒有嗜睡	□1 輕度嗜睡	□2 中度嗜睡	□3 嚴重嗜睡
失眠自我評量表總分（每題分數相加就是總分）：________				

* 美好感指的是心情、情緒狀態

** 包括體力、注意力、記憶力等

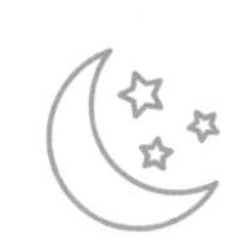

包羅萬象的失眠原因：年長者的失眠病灶

年長者的睡眠研究發現，身心健康的長輩，罹患失眠的風險和年輕人一樣，並沒有比較高，大約一年之內一百個人會出現一位新的失眠患者。一般人會有長輩比較容易失眠的印象，其實是因為年長者有較多會引起失眠的身心疾病。實際上是這些疾病導致他們容易失眠，而不是增齡本身。在「石牌老人睡眠研究」中即發現，有身心疾病的長輩出現失眠症的風險，是沒有身心疾病者的三倍。造成長輩失眠的原因多重，而且因果關係複雜，這邊就來介紹各種造成長輩失眠症的原因。

從睡眠醫學的角度來看，失眠症和其他身心疾病的因果關係很難界定。因

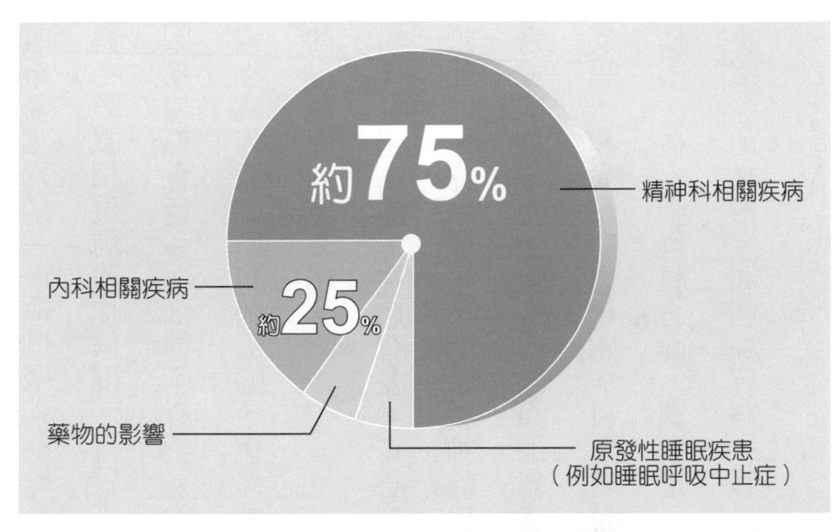

圖三　失眠症常見的共患身心疾病

此，最新的診斷概念不論斷因果，僅將同時患有失眠症和身心疾病的現象稱為「共患失眠症」，而沒有同時罹患其他疾病的單純失眠症稱為「無共患失眠症」。

圖三中列出失眠症經常共患的身心疾病。在眾多疾病中，精神科相關的疾病是最常見的原因，大約占了四分之三，包含精神疾病、毒品或藥物濫用、無共患失眠症等；而和精神科相關的各種疾病中，又以共患有憂鬱症的失眠症最常見。其他還有共患呼

吸系統相關的「睡眠呼吸疾病」、神經系統相關的「快速動眼期睡眠行為疾患」與「睡眠相位前移症候群」，以及「腿不寧症」與「肢動症」等。這些特別的睡眠疾病都會逐一在本篇中介紹。當然，還有其他因為藥物副作用、疼痛、內科慢性病等原因引起的失眠，也都需要細細詳查，這部分會在下一篇「疑難雜症的睡眠問題」介紹。

反過來說，在患有各種身心疾患的長輩中，究竟有多少比例有失眠症呢？國外的研究中發現，除了精神疾患，內科問題方面以疼痛、心血管疾病、呼吸系統疾病、關節炎等四大類的患者，最常有嚴重的失眠。這些疾病的治療或是病程，和失眠息息相關。長輩若是有這些疾病，我們應該主動關心他們的睡眠情形。在本土資料方面，圖四是「石牌老人睡眠研究」中，各種身心疾病共患失眠症的情形。和國外資料一樣，憂鬱的長輩患有失眠症的比例最高（百分之一八），在內科問題方面，則以疼痛（百分之一四・五）、中風（百分之一一・

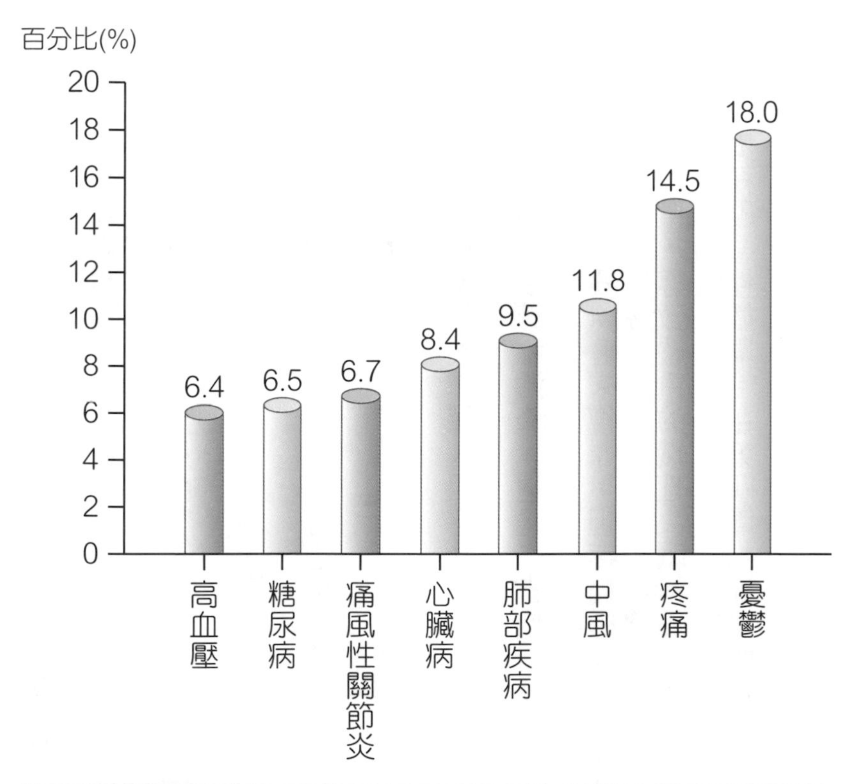

圖四　各種身心疾病共患失眠症的比例（石牌老人睡眠研究）

八）、肺部疾病（百分之九・五）、心臟病（百分之八・四）與痛風性關節炎（百分之六・七），為前五大共患失眠症的內科問題。由此可見，在臺灣，罹有身心疾病的長輩出現失眠症的比例也不低，而且同樣是以疼痛、心血管疾病（中風、心臟病）、呼吸系統疾病（肺部疾病）以及關節炎（痛風性關節炎），為最常見的共患內科問題。

為什麼失眠症在這些疾病中特別常見？主要原因就是身心狀況和失眠間的「惡性循環」，以及治療上特殊的難處。舉例來說，憂鬱症本身就會造成失眠，失眠也是憂鬱的危險因子。失眠會造成夜間交感神經功能亢奮，導致中風或心肌梗塞風險增加，反過來，心血管疾病的治療或用藥，有時也會惡化失眠。呼吸系統疾病（例如氣喘、慢性阻塞性肺病、睡眠呼吸中止症）經常造成夜眠中斷，但一般的安眠藥物治療，這些患者使用並不安全，造成治療上的困難。受傷的身體組織需要熟睡來復原，但疼痛卻讓睡眠無法深沉，相互影響的結果就變成惡性循環，導致嚴重的慢性失眠。然而，我們不需要太悲觀，總會有辦法一步一步打破惡性循環。在第四篇「疑難雜症的睡眠問題」中，會針對共患有常見身心疾病的失眠症，逐一地說明治療的妙招。

最後，有一類的失眠症，找不到任何身心疾病可以解釋失眠的成因。這一類的失眠症，我們稱為「無共患失眠症」。這種看似單純的失眠，其實原因並不簡單。先前我們曾經介紹過，啟動睡眠需要依順生理時鐘的節奏，作息必須正常。再者，啟動睡眠也需要有足夠的睡眠能量，因此必須有足夠的運動量。然而，許多「無共患失眠症」的患者作息很正常，每天都有規律運動。照理說，若每天晚上都失眠，應該積欠了很多睡眠能量，怎麼還會睡不著？仔細詢問下才發現，這些患者常常在睡前「三省吾身」，躺在床上，腦子裡還想著，「今天發生了哪些事？」「明天預計要做些什麼？」

另外有些人，每隔半小時就確認一下時間，心想：「怎麼辦？時間一分一秒流逝，我卻還睡不著！」同樣地，仔細詢問患者睡不著時身體有什麼感覺，經常可以聽到患者抱怨「心悸」、「燥熱」、「煩躁」、「躺不住」、「肌肉緊繃」、「一丁點聲音都聽得清清楚楚」。這種睡前思緒奔馳、身體緊繃無法放鬆的現象，我們稱為「身心過度警醒」。因此，這類患者失眠的原因來自於「太過清醒、無法放鬆」，身體會陷入累得半死卻還是睡不著的窘境。由此可知，若要好眠，光有規律的作息、充足的睡眠能量並不足夠，還必須「身心放鬆」！

為了方便查詢自己失眠的原因，表二用夜間的失眠症狀作為分類的依據，將失眠症常見共患的身心狀況，表列出來給大家參考。當然，失眠症不會只有一種夜間症狀，而且失眠的症狀也不會每天都相同。按圖索驥的簡單方式，只能幫助年長者更容易認識自己的問題，對照和自己失眠問題可能相關的身心疾患。若是要找出導致失眠的真正原因，還是得問一問專業醫師的看法。

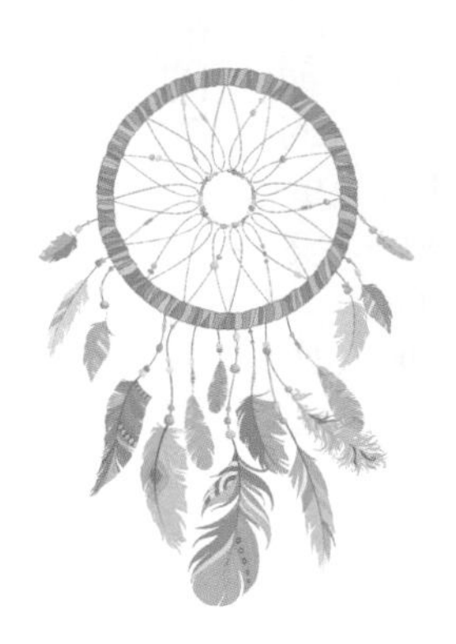

表二　以夜間失眠症狀區分失眠症常見共患的身心狀況

入睡困難	・睡眠衛生不良 ・睡眠環境不佳 ・藥物副作用 ・焦慮症 ・無共患失眠症 ・腿不寧症 ・睡眠相位延遲症候群
夜眠中斷	・疼　痛 ・睡眠環境不佳 ・藥物副作用 ・內科疾病（如氣喘、攝護腺肥大） ・肢動症 ・睡眠呼吸疾患 ・失智症 ・無共患失眠症
過早醒來	・單純增齡的現象 ・睡眠環境不佳 ・藥物副作用 ・憂鬱症 ・躁　症 ・睡眠相位前移症候群

夜半的吶喊：快速動眼期睡眠行為疾患

「快速動眼期睡眠行為疾患」是一種容易出現在年長者的神經系統疾病。從病名就可以知道這是一種獨特的、只出現在快速動眼期睡眠的疾病。

正常情況下，在快速動眼期時，大腦忙著作夢，人體為了保護自己，避免作夢時身體跟著夢境的情節動作，身體的隨意肌會暫時失去張力，變得無法任意控制。因此，若是在快速動眼期睡眠中突然醒過來，而身體沒有跟著甦醒，就會變成意識清醒了，眼皮卻睜不開，身體也動彈不得，這種相當駭人的經驗，其實就是民間俗稱的「鬼壓床」。

相反地，若在快速動眼期睡眠期間，大腦沒有暫時切斷和隨意肌的聯繫，就會出現身體跟著夢境動作的異常現象，也就是這邊介紹的「快速動眼期睡眠行為疾患」。這種疾病易發生在快速動眼期較常出現的後半夜睡眠。症狀的型態包括：沒有意義的喃喃自語、大聲喊叫、簡單的動作，或是看起來別有意涵的動作等。這時候若將患者搖醒，患者通常會記得自己剛剛作過夢。夢境的內容和睡眠時發生的動作對照，往往相匹配。這類的動作有時較粗暴劇烈，傷到床伴或是讓自己受傷的例子時有所聞。

患者經常疑惑這種病和「夢遊」的差異。事實上，這是兩種完全不同的疾病。「夢遊」發生在非快速動眼期睡眠，尤其是熟睡期。夢遊時腦部因為某些因素從熟睡中突然醒來，但由於熟睡期的睡意來不及跟著消退，所以呈現半夢半醒的狀態，通常有能力走動，甚至做出一連串複雜的動作。因為是非快速動眼期的現象，所以多半發生在前半夜，「快速動眼期睡眠行為疾患」則較常發生在後半夜。另外，相較於「快速動眼期睡眠行為疾患」經常發生在年長者，「夢遊」

多半只是因為腦部尚在發育所致，因此常見於小孩、青少年族群。不過，並不是年長者就不會出現夢遊，只是就臨床經驗來說，長輩出現夢遊的機會比較低。

以年齡和性別來看，中年和男性是出現「快速動眼期睡眠行為疾患」的高危險群。在病因方面，約有三分之二的患者找不到原因，另外三分之一是其他大腦疾病引起，例如失智症、巴金森氏症、腦幹中風、腫瘤、多發性硬化症等，或是藥物，例如抗憂鬱藥物、阿茲海默症藥物、酒精戒斷、鎮定安眠藥戒斷，或咖啡因等因素造成。找得到原因的患者，通常只要移除肇因，症狀就會改善。特別要提醒長輩的是：抗憂鬱藥物不一定只用在憂鬱症的病人，鎮定劑也不一定只用在焦慮緊張的患者。以抗憂鬱藥物為例，這類藥物還有治療偏頭痛、止癢、助眠與減少夜尿的效果。因此，若長輩出現「快速動眼期睡眠行為疾患」，看診時記得將手上經常服用的藥物帶給醫師過濾。

至於找不到原因的「快速動眼期睡眠行為疾患」，就不需要特別在意，使用藥物或非藥物的處理方式控制好症狀、確保夜眠的安全，固定時間給醫師追蹤評估就可以。雖然有些國外的追蹤研究指出，中年時發生不明原因的「快速動眼期睡眠行為疾患」可能是腦部退化的前兆；換句話說，日後出現神經退化疾病的機率較高，例如失智症或是巴金森氏症。但畢竟這不是本土的研究資料，而導致失智症與巴金森氏症的原因也不是只有一種。長輩只要多多保養大腦，吃好、睡好、多運動，自然可以減少各種病痛。真的擔心的話，每隔一段時間請醫師檢查一下記性、神經功能，當成是定期健康檢查的項目之一，看看有沒有腦部退化的跡象即可。

診斷

臨床上，如何確診「快速動眼期睡眠行為疾患」？有經驗的醫師，經由詳細的問診和家屬的觀察，通常就可以確定診斷。睡眠中心的「多項睡眠檢查」

可以透過錄影記錄發作的實況，以及偵測快速動眼期肌肉的張力是否降低來確診。這樣說來，「多項睡眠檢查」應該是最精準的診斷利器，但在實際情境中，長輩到睡眠中心接受檢查，因為會認床，不一定睡得著。若真的可以睡著，也不一定會有足夠的快速動眼期睡眠。而即便有快速動眼期睡眠，明顯的症狀也不一定會在當晚出現。因此，若有半夜大喊大叫、出現睡夢中劇烈的動作，比較實際的作法是和醫師一起討論，先確認是否為其他疾病引起，而不是真的「快速動眼期睡眠行為疾患」。舉例來說，夢魘或因為睡眠呼吸中止症缺氧造成的昏沉、夢遊等，都會在半夜出現類似行為症狀。同時，也要和醫師一起檢查當下服用的藥物，排除可能造成「快速動眼期睡眠行為疾患」的藥物。

治療

在藥物治療方面，有一些長效鎮定劑，例如利福全（Rivotril，學名為

clonazepam)，能減少快速動眼期睡眠，藉此減少症狀發作的機會。另外，有研究發現，褪黑激素可以強化原本快速動眼期睡眠應出現的肌張力降低的現象，也可以減少症狀發作。不過，褪黑激素在治療「快速動眼期睡眠行為疾患」上的療效證據，並沒有利福全豐富。因此，醫師多半還是使用每晚利福全〇・二五毫克到一毫克的劑量來治療患者。

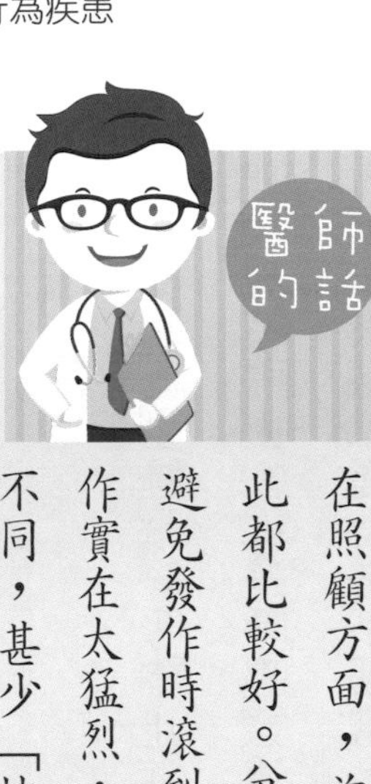

在照顧方面，首先要確保長輩與床伴夜眠的安全，分床睡對彼此都比較好。分床之後，可以將床靠牆，並在另一邊裝設床欄，避免發作時滾到床下。有些長輩會因為揮拳打到牆壁，或是動作實在太猛烈，就需要考慮直接在地板鋪床墊。畢竟，和夢遊不同，甚少「快速動眼期睡眠行為疾患」的患者會起身走動。若是動作太劇烈吵醒同房的人，可以輕輕將患者喚醒，通常患者可以很快清醒，症狀就會消失。當然，白天保持心情輕鬆愉悅，晚上的夢境自然會比較香甜，或許可減少出現激動的症狀。減少咖啡因的攝取也會有一些幫助。

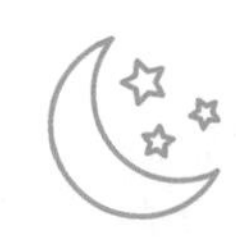

鼾聲如雷靜無息：阻塞型睡眠呼吸中止症

「阻塞型睡眠呼吸中止症」是一種因為呼吸道阻塞，造成睡眠中重複出現呼吸暫時停止，或是呼吸氣流不足的睡眠疾病。年長者因為呼吸道肌肉弱化，舌頭肌肉纖維變得較不緊密，更常出現這種疾病。一般年輕成人，十個人當中會有一位患有這種睡眠呼吸疾病，長輩則有兩倍之多。另外，亞洲人因為臉型方正，躺平時也更容易因為顱面顱骨結構的關係，造成呼吸道阻塞，比較容易罹患阻塞型睡眠呼吸中止症。若是長輩有大腦退化的疾病，例如失智症，也會因為控制呼吸肌的大腦部位退化，容易出現此病。整體來說，臺灣的長輩其實有不少出現「阻塞型睡眠呼吸中止症」的危險因子，不能不注意。

夜間重複出現呼吸中止的現象時，身體為了保護自己，會反覆從熟睡中醒來，造成淺眠，影響睡眠品質。隔天早上還會出現口乾、頭痛、嗜睡、精神不濟、注意力不集中，甚至憂鬱、煩躁的現象。「阻塞型睡眠呼吸中止症」有時也會合併嚴重的鼾聲，不僅吵醒自己，也干擾床伴的睡眠品質。「睡眠呼吸中止症」與嚴重的內科疾病息息相關，半夜持續呼吸中斷會使交感神經功能亢奮，血壓的日夜節律受到破壞，晚上血壓降不下來，變成難治型高血壓。呼吸中止時血流會滯留在心臟，各個重要器官血液供應不足，會增加心肌梗塞、腦中風的危險。而呼吸暫時中止之後，呼吸道突然衝開，吸入大量的氧氣，也會導致胰臟分泌胰島素的功能低下，引起糖尿病。

診斷

在年長族群要正確診斷出「阻塞型睡眠呼吸中止症」並不容易。首先，一般年輕患者常見的口乾、夜間嗆咳、打鼾等症狀，在年長患者不一定會出現。年輕人打鼾的強度和睡眠呼吸中止嚴重度關連性較高，但是在長輩則不一定相關。另外，容易罹患「阻塞型睡眠呼吸中止症」的年輕人，在長相上有一些特色，例如脖子粗短、下巴內縮、扁桃腺較大、肥胖、懸雍垂過長或過大等，但這些長相上的特色，在長輩身上則不明顯。

年輕人在「阻塞型睡眠呼吸中止症」平均每小時的呼吸道阻塞次數和白天嗜睡的程度相關性高。相對地長輩有可能在客觀的睡眠檢查發現呼吸道阻塞的次數已經算嚴重了，但是白天的嗜睡症狀卻不明顯。此外，長輩出現日間嗜睡症狀的原因很多，不是只有「阻塞型睡眠呼吸中止症」會引起日間嗜睡。其他諸如正常增齡造成的大腦清醒系統的變化、內科疾病（例如甲狀腺功能低下、藥物副作用）或是腦部退化疾病（例如失智症）等，也都會引起日間嗜睡，造成診斷上的困難。臨床上，醫師往往會詢問床伴，是否「親眼目擊」患者呼吸暫停，這算是最直接的患病證據。然而長輩因為老伴過世、獨居等原因，並不容易找到目擊者。

由此可知，欲診斷年長者是否有「阻塞型睡眠呼吸中止症」，必須收集額外專屬長輩的患病線索。舉例來說，長輩若裝有全口假牙，晚上睡覺摘下時，因為口腔沒有假牙支撐，內徑縮小，容易崩陷，造成呼吸道的狹窄，就容易出現呼吸中止，屬於高危險群。另外，呼吸道阻塞時，心房血流鬱滯，會刺激心房利尿胜肽的分泌，促進腎臟排出水分。同時，呼吸中止時，腹腔內壓也會增大，擠壓膀胱，造成夜間頻尿。夜間頻尿的現象雖然年輕的患者也會出現，但是年輕人還有很多典型的症狀，可讓醫師早期發現、早期診斷與治療。在長輩，這種比較特殊的症狀，卻更具有鑑別度。另外，「阻塞型睡眠呼吸中止症」嚴重的話會使長輩缺氧，在夜眠中起身時會昏昏沉沉，更容易跌倒，這也是一種特殊的患病徵兆。

先前提過，長輩若有「阻塞型睡眠呼吸中止症」，比較容易罹患冠狀動脈心臟病、充血性心衰竭、中風等心血管疾病。除此之外，「阻塞型睡眠呼吸中止症」也會妨礙這些疾病的治療效果，影響預後。因此，若長輩已經患有這些疾病，需進一步釐清是否同時有睡眠呼吸中止的情形，以便早一步預防心血管疾病的惡化。長輩的「阻塞型睡眠呼吸中止症」還會因為夜間缺氧、夜眠片斷等症狀，阻礙記憶的鞏固，而日間嗜睡以及大腦皮質受損等病徵，也會造成記性變差、反應遲鈍等現象，整日昏沉的感覺也會讓長輩因為不清爽而覺得煩躁與鬱悶。綜合來說，若長輩有頻繁夜尿、夜間跌倒、記性與反應變差、血壓和血糖控制不好、心血管疾病、情緒症狀等徵兆，就應該要注意是否患有「阻塞型睡眠呼吸中止症」。

從前面的說明我們可以知道，年長者「阻塞型睡眠呼吸中止症」的問診方式和年輕人不同，有些訣竅。一旦懷疑長輩患有「阻塞型睡眠呼吸中止症」，最標準的診斷方式，是接受完整的「多項睡眠檢查」。這項檢查可以判斷睡覺時每小時平均呼吸中止的次數、夜間缺氧的情形，以及睡眠結構受破壞的程度。在確診為「阻塞型睡眠呼吸中止症」後，醫師會根據嚴重度、引起阻塞的部位與原因，建議患者治療的方式。

治療

最常見的治療方式包括夜間睡眠的口腔咬合器、陽壓呼吸器、手術等方法。口腔咬合器藉由牙套的力量將下顎往前拉，以保持呼吸道的通暢，降低阻塞的可能性。因此，如果有缺牙或是牙齒不牢固等問題的長輩，無法適用口腔咬合器。手術的方式則是針對鼻子、扁桃腺、軟顎、舌部或是顎顏面等部位，進行手術切除或整型，以維持呼吸道暢通。雖然這些都是有效的治療方式，但畢竟麻醉的風險、術後的復原等因素，經常讓長輩卻步。比較之下，陽壓呼吸器算是比較多長輩可以接受的治療方式。

陽壓呼吸器藉由提供較強的氣流撐起呼吸道，維持睡眠時呼吸道的暢通。由於陽壓呼吸器必須頭戴類似氧氣面罩的設備，蓋住口鼻部，因此使用起來是否舒適，是這種治療方式能否成功的關鍵。一般來說，年長者對於穿戴在身上的醫療器材更為敏感，而且很多長輩本來就不容易入睡。因此，雖然陽壓呼吸器對身體的侵入性小，但年長患者使用上的配合度，卻始終是個問題。所幸，睡眠專科醫師經驗豐富，有各種幫助大家適應醫療器材的方法，長輩不需要太擔心。

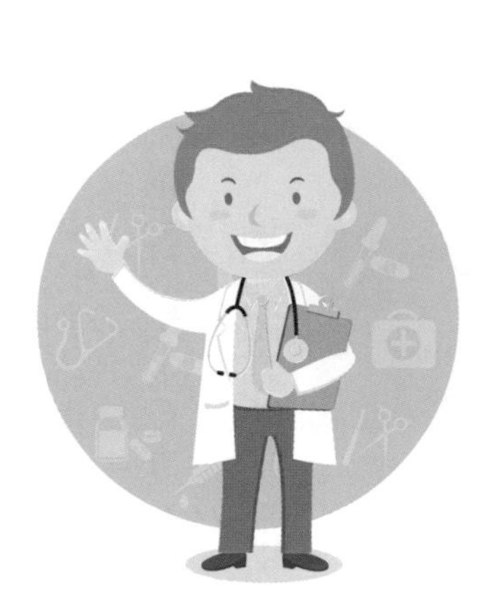

走調的睡醒作息：約日節律睡眠疾患

長輩們經常因為睡不著或是過早醒來，而到醫院求助。的確，一般的失眠症，是這些睡醒時間變化最常見的病因。不過，有一些長輩，只要建議他們挪動一下上床睡覺的時間、調整一下每天運動的時段、曬曬太陽，睡不著或過早醒來的現象就可以不藥而癒，這究竟是怎麼回事呢？

睡醒作息時間取決於內外兩種重要的因素：㈠內在生理時鐘的節律；㈡外在時間線索規律的出現，包含光線、運動、飲食、社交活動等。年長之後，這兩種內外的因素都出現障礙，彼此之間相互調校的功能也變差，因此會造成作息走調，變成「假性」失眠症。前面曾經介紹過，所謂「失眠」，指的是在生理時鐘設定該睡覺的時間睡不著或太早醒來，才能稱作「失眠」。若是因為生理時鐘混亂造成睡醒作息走調，統稱為「約日節律睡眠疾患」。在睡眠醫學分類上，旅遊時的時差和輪班工作造成的睡眠問題，也屬於這一大類的疾病。

在內在生理時鐘方面，隨著年紀增長，視交叉上核的生理時鐘鈍化，一天循環的時間縮短（少於二十四小時）、松果體分泌的褪黑激素減少。外在時間線索方面，年紀大了之後，活動量降低，外出減少，躺床時間變多，光照變少。飲食、社交活動的頻率與強度，也不若年輕，就連外在時間訊號進入體內調整作息的機能也會退化。圖五以光線透過眼睛調整視交叉上核的路徑為例，說明生理構造的退化，如何影響外在因素調校生理時鐘的能力。

原本光線進入眼睛後，會刺激視網膜上的感光細胞，再將訊號傳遞給視交叉上核。光線在眼睛內短短的距離，就可能因為眼睛構造的退化而遭受各種阻礙。其中，水晶體彈性變差不僅會造成老花眼，裡面蛋白質變質產生的黃褐色

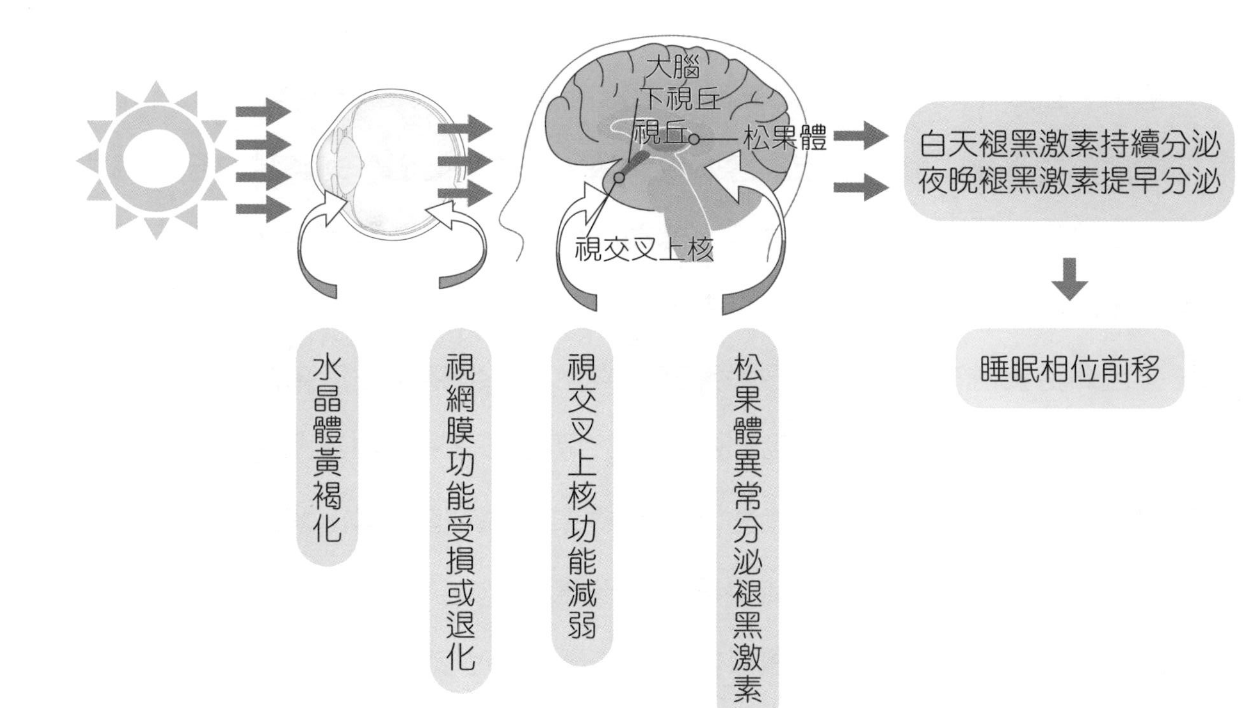

圖五　增齡對於外在訊號調整作息功能的影響

變化，會過濾掉光線中調整生理時鐘最有效的藍光成分。更嚴重的黃褐變化會造成白內障，直接阻礙光線進入眼睛中。即便光線能夠經由眼睛進到視網膜，視網膜上感光細胞數目減少或功能減損、長輩常見的黃斑部病變、糖尿病相關的視網膜病變等疾病，都會讓光線的訊號的傳遞減弱。

原本視交叉上核受到光線刺激後，會將抑制分泌的訊號傳給釋出褪黑激素的松果體。年紀增長後，不僅訊號減弱，傳遞訊息的能力也不像年輕時候好，這時候就會造成白天無法完全抑制住褪黑激素的分泌，或是褪黑激素開始大量分泌的時間點提早。這種情況下，長輩會在白天就出現睡意，或是晚上想睡覺的時間提早，睡眠結束的時間也跟著提前。這種因為內在和外在因素引起生理時鐘調節功能異常，導致過早睡、過早醒來的情形，稱為「睡眠相位前移症候群」。出現這種症狀的長輩，經常在黃昏吃飽飯後就想睡覺，半夜兩、三點就醒來。不明就裡，還以為是一般的失眠症。這時候若使用安眠藥想要強制患者入睡或是延長睡眠時間，往往效果不彰。魯莽地加強用藥，只會造成長輩日間嗜睡惡化，甚至發生跌倒的意外。

相反地，青少年比較常見的作息混亂是「睡眠相位延遲症候群」。年輕時，生理時鐘一個週期超過二十四小時，熬夜若成習慣，很容易陷入越來越晚睡、越來越晚起的循環。和相位前移一樣，若強行用藥物加快入睡時間，效果也不像治療一般失眠一樣明顯。上午的時候若勉強起床，還是會因為內在生理時鐘睡眠結束的時間還沒到，持續昏沉到中午過後。

以前我們總以為「睡眠相位延遲症候群」在長輩比較少見，近年來民眾身體普遍保養得當，抗老逆齡，六十歲還是一尾活龍，長輩也像年輕人一樣，晚睡的現象越來越普遍。臨床上，經常可以看到原本服用一堆安眠藥，仍舊無法入睡的長輩，經過詳細評估後，發現是「睡眠相位延遲症候群」。治療上，只是簡單地將上床時間稍微延後，安眠藥就大量減少，看似神奇，其實只是醫師注意到作息變化的特色，對症治療而已。

診斷

要判斷睡眠障礙是不是睡眠相位前移或是延遲所造成，最好的方法是記錄一到兩週的睡醒時間。若發現真正睡著和完全清醒的時間規律地往前或往後，就要懷疑是不是「約日節律睡眠疾患」。

治療

臨床上治療睡眠相位變化的方法，分為藥物與非藥物的作法。在藥物方面，可以使用褪黑激素調整生理時鐘。國外從動物腦部提煉的褪黑激素，並不屬於處方藥品，一般的藥粧店就購買得到。在臺灣，並沒有這種從動物腦部萃取的褪黑激素，通常是國外的親友買回來送給長輩。高齡者使用這種從動物腦部萃取的褪黑激素，一般只要〇・三到三毫克即可。

使用褪黑激素的時機決定它的作用。簡單來說，睡眠相位前移，需要在睡醒之後服用；若是相位後移，則需在睡前服用。不過，這類動物萃取的褪黑激素，製作原料的來源、成分與品質並不穩定，每個患者需要的劑量也沒有科學上的定論，長期服用的副作用也不清楚，因此使用時需要謹慎考慮。國內目前有化學合成的褪黑激素「柔速瑞」(Rozerem)，屬於藥品，需要醫師處方才能使用。不過，這種化學合成的褪黑激素在國內僅用來治療入睡困難型失眠症的適應症，雖然這種藥品理論上應該對於「約日節律睡眠疾患」會有一定的效果，真想使用，還是得和醫師詳細討論安全性與可行性。

「約日節律睡眠疾患」的非藥物治療方式，不外乎就是陽光、運動和規律飲食。這些外在調校生理時鐘的妙方，簡單有效。它們讓走調的睡醒作息歸位的原理，在第二篇「銀髮族健眠增能妙方」中，已經詳細地介紹。原則上，睡眠相位前移的時候，需要在上午避光、下午照光；相位後移則倒過來。若不想改變習慣多年的運動時間，則可以在應該避光的時間，戴上太陽眼鏡再出門運動。另外，若是長輩身體不太方便，即便靠近窗邊曬曬太陽，每天固定一些時間和家人聊聊天，也會有調整作息的效果，可別輕易放棄讓自己睡得更好的機會。

醫師的話

正常的增齡原本就會有睡眠相位前移的現象，但不一定會造成白天疲倦感或是讓長輩覺得困擾，這種情形並不需要特別治療。相對地，若長輩長年習慣晚睡晚起，倘若這種生活型態不影響正常的人際互動、活動量，只要日子過得愜意，其實無妨，不一定要和別人一樣，要求自己早睡早起。

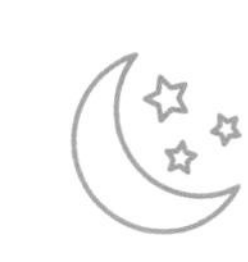

日夜不聽使喚的腳：「腿不寧症」與「肢動症」

清醒時的「腿不寧症」與睡眠時的「肢動症」是兩種關係緊密的神經運動疾患。在年長者中，這兩種疾病不算少見。雖然是兩種不同的疾病，但因為約六成的「腿不寧症」患者會合併出現「肢動症」，所以我們一起介紹。

清醒時，造成入睡困難的「腿不寧症」

「腿不寧症」是一種發生在下肢深層的不適，有時會有輕微抽動感，有時像螞蟻在腳上爬，或是一種從骨頭裡酸上來，很想抖動腿部的感覺。這種感覺會有日夜差異，往往在下午之後變得更嚴重，久坐不動時變得更明顯，起身走動走動會舒服一些。一般年輕人，由於頻繁活動，持續久坐的機會較少，通常只有在搭乘長途交通工具、聽演講、上班久坐時才會感覺到症狀。長輩因為本身活動量較少，相對躺床或靜坐的機會變多，更容易感覺到症狀。不管年輕人或年長者，上床躺平睡覺前，因為靜躺不動，又是在症狀比較明顯的午後時間，這兩個條件加成的效果，患者會因強烈的腿部不適感，無法靜躺、老想搓搓腿，而輾轉難眠。

造成「腿不寧症」的原因還不清楚。洗腎患者與孕婦經常缺鐵，而他們容易出現「腿不寧症」，因此過去認為缺鐵可能是致病的原因之一。話雖如此，缺鐵和「腿不寧症」的關係在長輩就沒有那麼明顯。另外，巴金森氏症患者也經常有這種症狀，因此，多巴胺神經傳導系統功能異常②也被認為可能是病因之

②多巴胺是一種腦內的神經傳導物質，和腦內控制清醒、情緒、動作、動機、賀爾蒙分泌都有關係。多巴胺系統功能障礙會造成身體運動控制的疾病，例如巴金森氏症，就是掌管運動的腦部區域的神經細胞多巴胺分泌不足所造成。

一。不僅巴金森氏症，有其他內科疾病的長輩，例如心血管疾病、糖尿病、風濕性關節炎、甲狀腺功能低下、胃食道逆流等，也比較容易出現「腿不寧症」。

出現類似「腿不寧症」的不適感時，需要先檢查是否服用可能引起症狀的藥物。例如抗憂鬱藥或抗精神病藥。另外，抽菸、喝酒和含咖啡因的飲料都會讓症狀惡化，最好減量，或是黃昏之後不要再使用。另外，有些腿部的不適感很像「腿不寧症」，但卻是別的疾病引起，並不是真正的「腿不寧症」。例如部分止吐藥或是眩暈藥的副作用、坐骨神經痛、周邊神經炎、姿態性低血壓等，也會造成類似「腿不寧症」坐立不安或是腿部刺麻的感覺。然而，和「腿不寧症」不同，這些情形引起的腿部不適，幾乎整天都不舒服，不太會有晚上較為嚴重的日夜差異。

在治療方面，除了移除可能引起「腿不寧症」的藥物之外，還必須減少菸、酒、咖啡因的使用。白天適度的運動也可以降低腿部不適的感覺，不過運動後要記得按摩腿部肌肉，避免肌肉酸痛、緊繃，反而讓症狀變得明顯。「腿不寧症」也可以使用藥物治療。藥物治療的種類包含苯二氮平類長效鎮定劑、抗巴金森氏症藥物以及抗癲癇類藥物等。特別向大家說明，這些藥物乍看之下是治療焦慮、巴金森氏症或癲癇，事實上，也可以用來治療「腿不寧症」，它們的功能很廣，不是只有藥物研發初期設定的功效。由此可知，藥物被冠上的「名號」不盡然是唯一的適應症。不過，也只有特定的幾種藥物，才具有治療跨領域疾病的本事。因此，用藥的細節還是需要請教醫師。

入睡後，和夜眠中斷有關的「肢動症」

「肢動症」是一種在睡眠當中出現週期性腿部抽動的疾病。患者會在平均三十秒的間隔，出現膝蓋或腳踝的抽動。有時候甚至會有軀幹或上肢的抖動。過去認為，患者因為反覆出現的肢體抽動而讓熟睡受到干擾，導致睡眠品質受到影響。然而，近期的研究發現，長輩肢體抽動的嚴重度和白天的精神與主觀睡眠品質不一定有關。因此，目前並不確定有肢動現象長輩的睡眠品質低落，是否真的是「肢動症」造成。若長者並不覺得白天精神有任何異狀，只是偶然被床伴或子女注意到有晚上睡覺腳抽動的情形，不需要太擔心，也不一定需要特別的治療。

「肢動症」的成因並不清楚，但目前認為和「腿不寧症」類似，都和多巴胺神經傳導系統功能異常有關。因此，在治療策略上，不論是藥物或非藥物的調理也和「腿不寧症」類似。

4

疑難雜症的睡眠問題

侵蝕心靈的失眠：
年長者憂鬱症的睡眠問題

憂鬱症是嚴重失眠問題最常見的共患精神疾病。長輩罹患憂鬱症時，除了睡眠變得更加淺薄外，入睡困難、夜眠中斷、睡眠總時間減少、早醒等都是常見的失眠症狀。除此之外，憂鬱症患者也比一般人容易作夢，且惡夢會變多，白天更容易精神不濟。過去認為失眠只是憂鬱症的症狀之一，只要把憂鬱症治療好，失眠就會消失。事實上，這幾年大型長期追蹤研究發現，失眠和憂鬱症似乎互為因果，有著雙向的關係。不僅憂鬱症會有失眠症狀，長期單純失眠的患者也較容易出現憂鬱症。憂鬱症患者即便在情緒改善之後，還是有將近一半的患者失眠的情形仍然嚴重。憂鬱症患者若有殘存的失眠症狀，也比較容易復發。因此，若長輩出現失眠症狀，仔細地評估是否同時出現憂鬱症，不僅能確認造成嚴重失眠的原因，也可同時檢視是否為憂鬱症惡化或復發的徵兆。

憂鬱症分為輕度憂鬱症與重度憂鬱症，重度憂鬱症和睡眠困擾的關連性較高。憂鬱症的症狀大致上可以分為三類：㈠情緒症狀：例如沮喪、哭泣；㈡認知症狀：例如無助感、無望感、悲觀、自殺的想法；㈢身體症狀：例如失眠、食慾不振、體重減輕等。

診斷

和年輕人不同，診斷長輩憂鬱症時，有獨特的困難性。臺灣的長輩不太習慣直接訴說心情的沮喪或失意，反而會以抱怨身體諸多不適，來傳達情緒上的痛苦。患者經常是在看遍各科醫師，都找不到病因後，才被轉介到精神科。即便在精神科就診，長輩也習慣將自己身體的種種不適與情緒的低落、體能的下降，都歸咎於睡眠品質不好，不輕易認同憂鬱症才是根本病因的說法。此外，長輩也經常會有不好處理的慢性病，導致心情悶悶不樂，大家會直覺地以為「心情不好」只是正常的情緒反應。這時候長輩若出現失眠症狀，容易誤以為失眠是身體病痛造成，忽略掉失眠其實是憂鬱症的冰山一角。

舉例來說，一位剛得知罹癌的長輩，自然會心情低落、對未來徬徨，大家可能覺得患者心情不好是理所當然。治療癌症的藥物或是減少化療副作用的止吐藥，本來就會造成失眠，此時若長輩同時有失眠的問題，很容易被合理化為藥物副作用。化療的過程也會讓人感到倦怠無力、胃口不佳。這些直接和疾病或是治療本身相關的症狀，非常類似憂鬱症的症狀。因為一般癌症患者經常出現這些症狀，治療團隊或家屬習以為常，殊不知憂鬱症已經悄悄地侵蝕長輩的心靈。

由此可知，若長輩出現嚴重失眠問題時，在耐心地聆聽完身體不適之後，要緊接著評估是否有憂鬱症的可能。由於長輩憂鬱症的情緒症狀與身體症狀，容易與一般身體疾病的症狀或治療的副作用混淆，判斷長輩是否罹患憂鬱症時必須仰賴憂鬱症的認知症狀。即便在身體不方便或是罹癌的長輩，我們經常還是可以看到充滿智慧、堅韌、不放棄、對未來仍舊抱持希望的生命力。因此，長輩若有嚴重失眠症狀，同時出現對未來悲觀、自責沒用、感覺拖累家人、厭世、不想見人等憂鬱想法時，就應該提高警覺，這種失眠並不單純，可能是共患有嚴重憂鬱症的失眠。

治療

治療共患憂鬱症的失眠長者，大原則和所有共患失眠症一樣，首要根治與失眠共患的身心疾患。憂鬱症是一種情緒的疾病，是一種會康復的「情緒感冒」。目前認為，嚴重的憂鬱症還是使用藥物治療比較迅速有效。憂鬱症當然也可以使用心理治療，但憂鬱症的心理治療需要投入大量的人力與時間，臺灣也不容易找到提供治療的機構，因此有執行上的困難。

在藥物治療方面，一般使用抗憂鬱藥物來治療憂鬱症。抗憂鬱藥物可粗略地分為興奮型抗憂鬱藥物與鎮定型抗憂鬱藥物。興奮型抗憂鬱藥物，例如百憂解(Prozac)、得緒安(Lepax)、威克倦(Wellbutrin-XL)等，服用之後比較容易造成失眠的副作用。相對地，鎮定型的抗憂鬱藥物，例如克憂果(Seroxat)、樂活憂(Remeron)則比較容易造成嗜睡、視力模糊、解尿困難以及體重增加等副作用。憂鬱症患者經常出現胃口不佳、睡眠障礙等症狀，照理說，應該選擇鎮定型的抗憂鬱藥。然而，這類藥物的嗜睡副作用不容易預先估算，長輩使用這類藥物時，更容易有出人意料的反應，增加跌倒的風險。因此，適合長輩的抗憂鬱藥物，還是因人而異，不能一概而論。

另外，有研究發現，合併失眠症的重度憂鬱症患者，若同時服用抗憂鬱藥物「治本」，並且使用安眠藥「治標」，整體憂鬱改善的速度會比較快。既然已經在治療憂鬱症，這時候不妨放心使用一些安眠藥輔助睡眠，「治本」也「治標」。雙管齊下的憂鬱症失眠治療，安眠藥的劑量往往不會一直增加，甚至可以在情緒穩定之後，減少或完全停用安眠藥。臨床經驗中，能完全停掉安眠藥的憂鬱症患者不在少數，長輩不用太擔心長期使用的問題。

醫師的話

長輩使用抗憂鬱藥物治療憂鬱症時，有幾點需要注意。首先，不論長輩使用任何藥物，為了用藥安全，醫師本來就不會在短時間內將劑量調整太高。再者，一般認為，年長者對於抗憂鬱藥物的治療效果，不如年輕人好。因此，除了眾所皆知一般抗憂鬱藥物需要等兩週以上，療效才會彰顯的要則外，長輩使用這類藥物可能要等待更久的時間，療效才能完全發揮。總之，長輩和家人在調藥過程中需要多些耐心，治療的時間雖然可能拖延較長，但保持希望，一定會看到治療的效果。

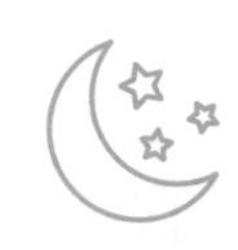

被遺忘的睡眠：失智症的睡眠問題

失智症是年長者常見的神經退化疾病，對患者與照顧者的生理與心理的衝擊甚鉅。衛生福利部統計，臺灣年長者罹患失智症者為數不少，且日益增多。現在臺灣六十五歲以上的長輩，平均十二個人就有一位失智患者。罹患失智症後，不僅記憶力、語言能力、計算能力、判斷力、空間感會退化，也可能會出現干擾行為、幻覺與妄想。由於整體大腦功能的退化，就連睡眠與清醒的功能也會受到牽連。失智越嚴重，日夜作息混亂的情形越明顯，白天嗜睡的時間增加，夜眠中斷醒來的次數也變更多。因此，當失智患者的睡醒功能出現異常，不僅患者本身辛苦，照顧者的負擔也會加重。

根據造成腦部退化的原因，失智症可以分成不同的種類。在臺灣，常見的失智症為「阿茲海默症」、「路易氏體失智症」與「血管型失智症」。「阿茲海默症」因為腦部萎縮而造成各種功能退化，是最常見的失智症。「路易氏體失智症」會合併明顯的運動障礙，包含身體僵硬、手抖、走路不穩等現象。「血管型失智症」則是因為腦中風或慢性腦血管病變，引起腦部細胞血液供應不足，造成局部腦細胞死亡，進而造成失智。

不管是哪一種原因引起的失智症，通常失智長輩的夜眠熟睡期和快速動眼期睡眠都減少，睡醒的週期性也變差。增齡對睡眠結構的自然改變，加上失智症對於睡眠功能的破壞，在這雙重的衝擊下，讓失智的長輩對於睡眠中身體的不適、環境的刺激與外界的噪音更加敏感。因此，失智症患者的睡眠困擾和一般年長者不同，會有更多的夜眠中斷、日間嗜睡與作息混亂的問題。另外，前面介紹過的各種睡眠疾病，包含約日節律睡眠疾患、快速動眼期睡眠行為疾患、肢動症、腿不寧症以及阻塞型睡眠呼吸中止症等，在失智症的患者也很常見。

失智症患者睡眠型態的變化除了會增加照顧上的困難，也會惡化失智症的症狀。舉例來說，阻塞型睡眠呼吸中止症，會讓記性變更差；腿不寧症與肢動症會因為腿部不適，讓失智症患者白天遊蕩現象增加、夜間躁動情形惡化。另外，強化阿茲海默症記憶力的藥品，會讓惡夢變多；而處理失智症情緒與精神症狀的藥物，也會讓腿不寧症與肢動症加重。由此可知，失智症本身的症狀、共病的睡眠疾患以及治療失智症的用藥等，都會影響失智長輩的睡眠，相當複雜。

不同類型的失智症雖然都會有睡眠困擾，但還是有一些各自的特色。舉例來說，「阿茲海默症」患者若出現阻塞型睡眠呼吸中止症，快速動眼期睡眠減少的情形會更嚴重。由於快速動眼期和長期記憶有關，「阿茲海默症」患者記憶力減退的情形會更加惡化。另外，「血管型失智症」腦部受傷的位置較為侷限，出現嚴重日夜顛倒情形的機會比較低。「路易氏體失智症」夜眠片段的情形最為嚴重，也更容易出現快速動眼期睡眠行為疾患。

治療

和其他常見於長輩的睡眠疾病一樣，照顧失智症長輩的夜眠，同樣分成藥物和非藥物的方式。使用藥物治療失智長輩的睡眠困擾，需要非常謹慎。因為有夜眠困擾的失智長輩，會因為睡眠片段，夜半醒來而跌倒。若使用鎮定型安眠藥來協助維持睡眠的連續性，雖然有效，但風險也不低。如果沒有先調整好失智症患者的作息，硬是使用鎮定型安眠藥來幫助入睡，就像在不正確的時間想利用藥物助眠一樣。不僅療效不佳，還會使得長輩沒有完全睡著，卻在藥物作用下顛顛簸簸地在夜半遊蕩，反而增加跌倒的風險。鎮定型的抗精神病藥，雖然可以同時處理精神症狀與睡眠問題，但失智長輩脆弱的腦部對於抗精神病藥物副作用更為敏感，可能會引發類巴金森氏症候群而跌倒。

失智長輩睡眠障礙的非藥物治療方式，和一般睡眠保養的原則類似。充足的光照、規律的飲食、運動，甚至穴道指壓、按摩、芳香療法都會有幫助。因為失智症病情的特殊性，為了避免長輩走失而限制其行動，或是已經住在照護機構內的長輩，外出接觸光線與活動的機會比一般年長者更少。由於失智患者的日夜節律本來就比一般長輩更混亂，若是光照與活動又比一般長輩少，片段睡眠、不分晝夜的情形，只會更加嚴重。此外，嚴重的失智患者可能有失禁的問題，在照護機構中，有時候為了定時護理這些基本的身體狀況，照顧者必須打斷失智患者的夜眠，也會帶來噪音，影響其他患者的睡眠。這些影響睡眠衛生的因素，應該要配合失智患者個別的睡眠問題進行調整。

至於其他睡眠疾患的治療方式，可以參考第三篇「五花八門的睡眠疾病」。

有時候我們會擔心失智的長輩無法配合治療，而在照顧策略上過於保守。但事實上，以阻塞型睡眠呼吸中止症常用的陽壓呼吸器為例，只要經過細心地指導，失智的長輩還是可以有不錯的遵囑性。

醫師的話

照顧失智症患者的家屬，通常也是睡眠困擾的高危險群。因為失智長輩的症狀，家屬經常半夜醒來或是根本不敢睡熟，深怕患者起身之後沒有人照顧，而發生危險。照顧失智症老伴的長輩，睡眠時間往往更短。照顧者睡不好的時候，壓力賀爾蒙和體內的發炎物質會上升，導致心血管疾病風險增高。即便如此辛苦，很多照顧者還是不忍心將失智長輩送到照護機構，不願意讓大家一起分擔責任，也不讓自己有機會喘口氣。或許，家屬曾經允諾過失智的老伴要照顧他（她）一輩子，為了信守承諾，是不是反而該適時地讓自己喘息一下？這樣才能陪著他（她）走得更久、更遠。

身體疾病與睡眠障礙的糾葛：剖析共患失眠症

隨著年紀越來越大，長輩開始出現各式各樣的慢性病。這些慢性病的症狀或是治療本身，都可能直接或間接地造成睡眠困擾。有時因為疾病的嚴重度、體能的條件或是治療的特性，不見得能夠徹底根除睡眠困擾，但總是會有一些方式，讓睡眠問題對於生活的影響減少，讓生活品質變好。身體疾病影響睡眠的管道很複雜，大致可以分為以下五種。

身體疾病的症狀造成夜眠中斷

我們很容易就可以聯想到不少影響夜眠安穩的身體疾病，例如關節炎引起的疼痛、攝護腺肥大相關的夜尿，或是糖尿病導致的夜間口渴等。除此之外，身體疾病的嚴重度，常常也有日夜節律，例如氣喘就較常在晚上發作。身體疾病的症狀也會因睡眠本身而惡化，胃食道逆流患者因為躺平而嗆咳，就是一個例子。這些身體疾病本身就容易讓患者出現夜眠中斷的症狀，加上長輩熟睡期本來就較少，結果會使得有身體病痛的長輩比年輕人更容易在半夜醒來。

身體疾病和睡眠障礙互為因果

直覺上，我們會認為睡眠困擾是身體症狀引起，身體疾病是「因」，睡不好是「果」。然而，目前發現許多睡眠和身體疾病的關係互為因果，或是兩者有類似的生理病因。舉例來說，睡眠時數過短，會造成血糖控制不好，容易罹患糖尿病。當糖尿病造成周邊神經病變而引起疼痛時，會回過頭來影響夜眠。身體的疼痛會讓睡眠品質變差；相反地，睡不好時，我們對於疼痛的忍受度也會降低。另外，高血壓和失眠也有緊密的關係，臨床上許多患者首次失眠的經驗，就是在發現高血壓前後的時間。可能是中樞的交感神經系統過度亢奮，同時影響心血管與睡醒系統，一併造成血壓升高以及過度清醒的現象。

身體疾病誘發其他睡眠疾患

身體疾病誘發睡眠疾患，最常見的例子就是阻塞型睡眠呼吸中止症。肥胖時頸圍變粗、腎臟功能不好時體內水分的滯留、糖尿病相關的代謝症候群等因素，都會誘發阻塞型睡眠呼吸中止症。同時，糖尿病、風濕性關節炎、缺鐵性貧血、洗腎與周邊神經病變的患者，也會因為神經系統或代謝功能的異常，容易罹患腿不寧症。

治療疾病的藥物引發睡眠障礙

影響睡眠的藥物無所不在。即便是藥粧店常見的止痛藥，也常摻有咖啡因的成分。治療氣喘的支氣管擴張劑、化療前用來預防噁心的類固醇、抗憂鬱藥物等，都會引起失眠，抗憂鬱藥物還會造成肢動症。某些降血壓藥物（例如β受體阻斷劑），會進入大腦影響褪黑激素的分泌，造成夜眠片段與夢魘。另一類屬於鈣離子阻斷劑的降血壓藥物，也可能會降低食道括約肌張力，惡化胃食道逆流的症狀，讓平躺睡覺時不舒服。降血糖藥物若讓睡夢中的血糖過低，身體為了保護自己會反射性地醒來。一些治療巴金森氏症的藥物，例如多巴胺受體促動劑，也會刺激清醒系統造成失眠。反過來說，若在上午服用有嗜睡副作用的抗組織胺，晚上會因為白天睡太多而失眠。另外，洗腎的透析液必須加溫才適合使用，若患者排到晚班洗腎，透析液提升中樞體溫造成身體過熱，也會因此不易入眠。

因為疾病衍生出不健康的睡眠習慣

罹患內科疾病的患者，常因為病痛的影響，改變了原本健康的生活方式，影響睡眠的啟動。最常見的就是因為疾病造成活動量降低與照光減少，例如膝關節退化、心肺功能不好等情形，都會限制長輩外出活動的機會與興致。慢性內科疾病的治療也會影響睡眠習慣，例如洗腎患者可能在血液透析的幾個小時內，因為無事可做，「順便」閉目養神。若不小心睡著，就會花掉晚上的睡眠能量，導致失眠。一個禮拜洗腎三次，久了之後，白天補眠變成生活的常態。另外，癌症患者容易出現疲倦感，周遭的親友多半鼓勵要「多休息」，結果反而因為活動量不足、睡眠能量減少，晚上不好睡，白天精神更差，適得其反。

從前面的介紹可以知道，要治療同時患有身體疾病和失眠的長輩，必須像剝洋蔥一般，一層層剖開，逐樣處理。當然，一定要先積極治療身體的疾病，降低身體疾病對夜眠的衝擊。一些直接由身體疾病引起的睡眠疾患，通常在身體疾病康復之後，很快就可以獲得改善。然而，不少長輩的身體疾病屬於慢性病，不一定能根治。

另外，我們也必須了解，當身體疾病和失眠是一體兩面或是互為因果時，光是想把身體疾病治好並不容易，反而要同時照顧好睡眠，身體疾病才容易控制。若是服用的內科藥物引發失眠，最理想的情形是使用替代藥物。若是藥物造成日間嗜睡，也可以試著換藥或是將藥物挪到睡前服用。現實中，事情往往不會這麼單純，醫師必須考慮整體的利弊得失來選擇用藥，即便有同樣功效的藥物，也不一定比現有的藥物合適。

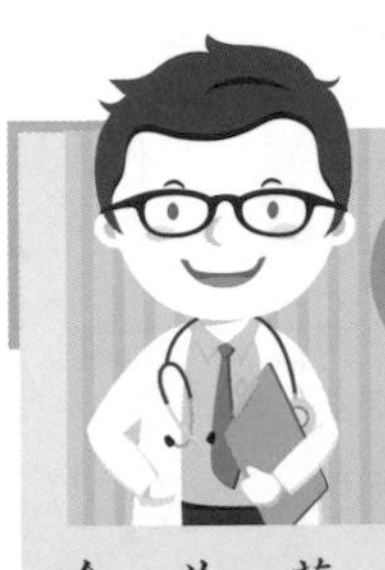

有時候，身體的疾病控制好了，藥物也調整過了，失眠竟然還是持續存在。這是因為生病之後，很多健康的生活習慣也會跟著改變。到最後，是這些不健康的生活習慣，讓失眠變成痼疾。為了避免這種情形，我們在第二篇「銀髮族健眠增能妙方」中介紹的各種簡單實用的技巧，還是得多多練習。

駭人的急性混亂狀態：譫妄症

住院病房經常可以發現患者「突然間」整晚不睡覺、胡言亂語，對著半空中比手畫腳、覺得護理師要下毒害人，甚至可以看到牆壁上有大蜘蛛或是有鬼魅在病床旁遊蕩。幾天下來，不僅家屬擔心，也干擾到同房病友的夜眠。家屬想盡辦法要讓患者睡著，深怕沒有睡覺會讓身體疾病惡化，擔心這種突如其來的症狀是精神病。找精神科醫師來會診，沒想到精神科醫師竟然說：這是「譫妄症」，不是單純的失眠，也不是精神病。究竟什麼是「譫妄症」？這和年長者有什麼關係呢？

「譫妄症」這個詞雖然對一般人而言比較陌生，卻是照顧長輩時不能不知的一種大腦生病狀態。「譫妄症」出現時大腦功能會突然異常，神智也跟著混亂不清。造成「譫妄症」的原因很多，剛手術完、感染、電解質不平衡、內分泌疾病、藥物副作用或是在加護病房待太久等因素，都會引起「譫妄症」。「譫妄症」往往發生在身體疾病出現後或是使用新的藥物時。短短幾天內，患者會「突然」變成一陣一陣神智不清，雖然還可以應答，但回答總是片片斷斷，邏輯不通，不太能集中精神，好像睜著眼睛在作夢。對於人、時、地會搞錯，記性也變得不好、日夜顛倒，有時候白天會幾近正常，但越晚越糊塗，甚至會在夜間出現幻覺、妄想、激動不睡覺的情形。通常，接連著幾夜躁動不安，患者隔天卻不太記得昨晚發生的事情，覺得自己在作夢。

由此可知，「譫妄症」只是反映出大腦正在承受某種疾病或藥物的影響，是一種急性的功能異常。「譫妄症」提醒臨床醫師，正有某種疾病或藥物，影響著患者的大腦功能與全身器官，必須提高警覺。因此，「譫妄症」只是一種身體疾病的徵兆。「譫妄症」出現的時候，患者的睡眠經常亂成一團，日夜顛倒。焦急的家屬會心疼患者沒有睡覺，倒果為因，以為精神症狀是沒有睡覺引起，希望醫師能用藥讓患者休息，以免長輩變成精神病。然而，強行用藥讓患者安靜下來，只會掩蓋身體的問題，讓醫療團隊無法觀察譫妄症狀的進展，評估身體是否已經好轉。

因此，當「譫妄症」出現時，第一要件是趕緊找出引起「譫妄症」的身體疾病，盡速治療。一般來說，身體的問題改善之後，「譫妄症」也會隨之緩解，只是每個人症狀完全消失的時間不一樣。症狀通常都消失得很快，僅少數患者症狀拖延一週左右。由於患者在「譫妄症」期間注意力與記憶力並不好，曾經發生的恐怖經歷，事後都不太記得，因此家屬不需要太擔心日後會造成心理創傷。

治療

「譫妄症」的治療首重矯治潛在的身體或藥物問題。長輩由於腦部的神經退化，更容易受到疾病影響而出現「譫妄症」。一些在年輕人算是「輕微」的身體異常，都可能引發長輩的「譫妄症」。和其他年長者的疾病一樣，長輩的「譫妄症」也不會只有一個顯而易見的原因，通常是多種原因一起造成。因此，治療上也需要有耐心地將每一種異常的身體狀況逐一矯治，不能輕忽任何身體變化對於「譫妄症」的影響。

積極處理身體問題的同時，有一些非藥物和藥物的輔助治療可以加速緩解「譫妄症」，減輕駭人的症狀對於同室病友及家屬的衝擊。在非藥物的輔助治療方面，患者在注意力不佳、精神恍惚的時候，不適合有太多的刺激。訪客太多會讓患者更糊塗，對於導正人、時、地的混淆沒有幫助，但是也不能完全和人群隔離。幾位和患者熟悉的親人，輪流固定地陪伴患者，是比較好的作法。在陪伴的同時，病床旁擺設一些親人的照片和時鐘，經常提醒患者人物、時間與地點，這樣可以加速患者重拾對周遭事物的定向感。另外，由於「譫妄症」也會出現日夜節律混亂的現象，強化白天照光，可以協助患者調校日夜作息。因此，病室的窗簾在白天應該打開，讓陽光進到室內，強化日夜的對比。

在藥物輔助治療方面，使用一般的鎮定型安眠藥處理「譫妄症」患者的睡眠混亂，往往適得其反。恍惚的精神狀態會在使用鎮定型安眠藥後更難專注，變得更躁動，無疑雪上加霜。「譫妄症」發生時，反而應該盡可能減少藥物，停掉不必要的種類。即便是必要的藥物，也要試著精簡。若真的「譫妄症」嚴重干擾或是影響患者與其他同室病友的安全，可以考慮短暫使用一些抗精神病藥物，緩和患者的躁動情形。不過，再次強調，這只是「治標不治本」。積極尋找並處理引起「譫妄症」的原因，才是解決問題的根本之道。

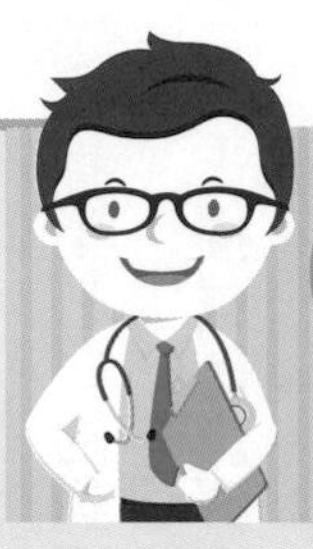

「譫妄症」雖然駭人，但它只是身體異常的表徵。使用任何方式強加抑制症狀，實質的幫助並不大。臨床上，「譫妄症」很常見，只要長輩出現譫妄症狀，醫療團隊應該很快就可以診斷出來，並積極釐清病因。此時，家屬的支持非常重要。除了支持醫療團隊，認同不強行用藥物壓制症狀的專業作法外，也可以使用非藥物的輔助方式，齊心協力幫助長輩盡快脫離「譫妄症」，回復正常。

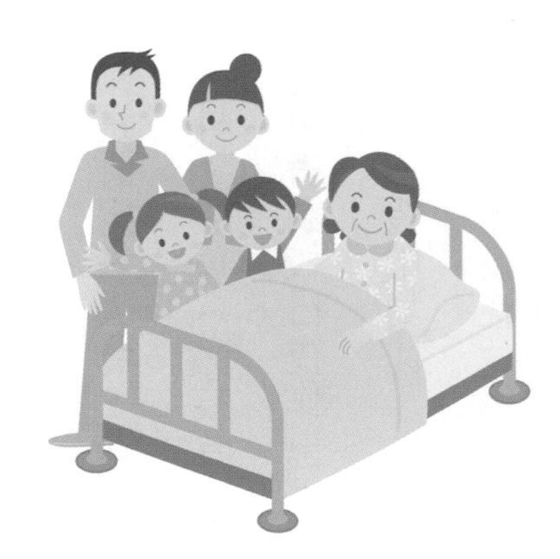

5

失眠治療的武功祕笈

精益求精的安眠藥：助眠藥物的演進史

患者對於安眠藥經常有一種莫名的恐懼，不僅如此，有時連處方安眠藥物的醫師也厭惡安眠藥。其實，安眠藥只是藥物的一種，既然是藥物，就是化學合成物，也和所有其他藥物一樣會有副作用。然而，副作用不一定就是有害身體的「不良」副作用。舉例來說，藥粧店販售的抗組織胺類助眠劑，一開始是用來止癢或是止流鼻水。因為這類藥物有嗜睡的副作用，反而可利用這點來助眠。對於安眠藥的許多誤解與恐懼，部分其實來自於歷史上對於助眠物質的刻板印象。這些成見深深地烙印在每一個世代的心底，長遠地影響我們對於安眠藥的態度。看看安眠藥發展的歷史就會發現，醫藥界在近數十年已有長足的發展。現代的安眠藥已經不可同日而語，只要正確使用，副作用已經不多，不良副作用則更少。

早在幾千年前，人類就發現酒精有安眠效果。在只有釀造酒的古早年代，酒精濃度並不高，所以會用「吃酒」來形容飲酒。《水滸傳》中的人物每次「吃酒」都是以「斤」為單位，一般人要喝到酩酊大醉，還真要有海量。自從蒸餾酒技術出現之後，飲用酒的酒精濃度急遽升高，酗酒對身體產生的危害也越發明顯，酒精濫用變成重要的社會問題。因此，當我們聽到任何可以促進睡眠的藥物，有時候會反感地聯想到「酒精」，這種能夠促發睡眠又會導致濫用與意外的物質。

「鴉片」是另一個安眠藥被汙名化的始祖。古羅馬時期，罌粟就被用作安眠的物質。罌粟中所含「鴉片」的成分，惡名昭彰，但在兩百多年前卻和酒精混合製作成安眠藥販售。使用這類物質來助眠，後果自然不脫成癮與濫用。直到二十世紀初，總算有正式作為安眠藥之用的「巴比妥酸鹽類」藥物。容易上癮，有明顯的戒斷症狀，甚至容易過量致死，是當時對於這類安眠藥的印象。早期容易濫用的安眠藥裡，「紅中」與「青發」就是這類藥物。再一次，助眠藥物和成癮、濫用扯上關係。

總算在一九五〇年代，醫藥界製作出「苯二氮平類」藥物來幫助睡眠。相較於「巴比妥酸鹽類」藥物，「苯二氮平類」藥物過量的致死性降低許多。然而，「苯二氮平類」藥物的藥性並不專一，大部分都兼具鎮定（抗焦慮）、安眠、肌肉鬆弛與抗癲癇的作用。臨床上會根據每一種「苯二氮平類」藥物的特長，分別歸類為鎮定劑、安眠藥、肌肉鬆弛劑或是抗癲癇藥物。但根據這類藥物的特性就知道，即便被歸類為安眠藥，「苯二氮平類」藥物多少還是有其他三個面向的作用，這種非專一性會帶來顯著的副作用與戒斷症狀。舉例來說，本來只是單純的希望有安眠效果，卻會讓一個人過度鎮定、肌肉鬆弛，造成注意力渙散、步態不穩。若嘗試將藥物停掉，先前的抗焦慮與肌肉鬆弛作用突然消失，很可能出現反彈性的焦慮與肌肉緊繃，增加停用安眠藥的困難性。除此之外，長時間高劑量服用專一性低的「苯二氮平類」藥物，確實多少會影響記性。

一直到一九八〇年代，才有專一性高，也比傳統「苯二氮平類」藥物不容易上癮的新型安眠藥，一般稱為「非苯二氮平類」藥物，是現在醫界使用的主流安眠藥。「非苯二氮平類」藥物專注於安眠的效果，對於記性、肌肉鬆弛、抗焦慮與抗癲癇的影響比「苯二氮平類」藥物少很多。使用一段時間之後若想要減藥，也比傳統「苯二氮平類」藥物容易。二十世紀發展出的各類安眠藥，雖然副作用越來越少，但始終是建構在類似藥理機轉的產物。

在二十一世紀初，醫藥界發展出兩種完全不同機轉的安眠藥。一種是前面介紹過的褪黑激素促動劑「柔速瑞」，另一種則是 Belsomra (Suvorexant)。Suvorexant 這個藥物透過抑制腦內清醒激素（也稱為「食慾激素」）而促進夜眠。這兩種藥物因為作用機轉完全不同，自然就少了傳統安眠藥主要的副作用。不過，這些藥物還是有其他不同類型的副作用。

臨床上還有許多原本是其他用途的藥物，也可以用來助眠。這些藥物包括鎮定型抗憂鬱劑，例如doxepin、trazodone、mirtazapine，以及具有嗜睡效果的抗精神病藥物，例如olanzapine、quetiapine等。雖然這些藥物沒有一般「苯二氮平類」安眠藥的副作用，但是這些藥物只是借花獻佛，助眠的效果經常不如正規的安眠藥好。此外，這些藥物還有口乾舌燥、便祕、心臟毒性、錐體外徑症候群、體重增加以及誘發躁症的副作用，讓這些藥物在使用上不見得便利。

適合長者的理想安眠藥，在療效方面，必須有本事縮短入睡時間，也要能處理長輩特別容易出現的夜眠中斷與早醒的問題。重點是，一夜安睡後，長輩一早醒來，藥效還必須馬上消退，立刻感到神清氣爽。在副作用方面，理想的藥物除了作用要專一、沒有成癮性、容易減藥與停藥、不影響呼吸、步態與記憶力，而且過量致死的風險也必須很低。同時，也希望這種藥物能減少肝、腎負擔，避免與其他藥物出現交互作用。具有綜合上述特色的藥物，才算真正適合長輩使用。

遺憾的是，目前並沒有滿足上述所有條件的安眠藥。因此，處方安眠藥給長輩時，需要格外小心。雖然新型藥物的研發技術一日千里，適合長者的超完美安眠藥應該指日可待。在這之前，我們必須想盡辦法移除造成失眠的生理與心理原因，先用不吃藥的方式降低失眠的嚴重度，再試著把安眠藥的劑量減到最低，努力在安眠藥的益處與不良副作用之間取得平衡。

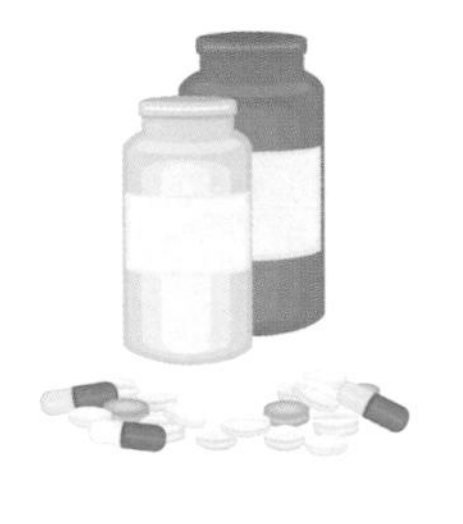

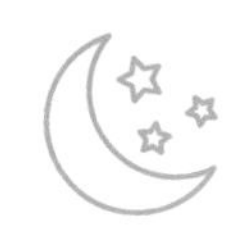

用藥一點訣：安眠藥的使用原則

不管是治療哪種疾病，年長者使用藥物的通則就是：「起始低劑量，慢慢調劑量」，安眠藥也是如此。表一彙整國內常用的正規安眠藥，包括傳統苯二氮平類藥物、非苯二氮平類藥物以及褪黑激素促動劑。表格中有些安眠藥有「美國食品藥物管理局」專給年長者的建議劑量，有些則是用一般通則換算出來，供大家參考。原則上，長輩的使用劑量是一般成人劑量的二分之一到三分之一。不過，每個人的身體狀況不同，有時候需要較高的藥量，還是得視實際情形，和醫師討論最適合的作法。

醫師在處方安眠藥的時候，有五個基本原則，包括：「採用短效性藥物」、用藥一點訣：
安眠藥的使用原則

表一　國內常見安眠藥與建議劑量

藥品學名	管　制	常見商品名	上市劑量 (mg)	一般成人建議劑量 (mg)	年長者＊建議劑量 (mg)	藥　效	半衰期（小時）
苯二氮平類藥物							
Estazolam	第四級	Eurodin（悠樂丁）	2	1-2	0.5	中　效	8-24
Triazolam	第三級	Halcion（酣樂欣）	0.25	0.125-0.25	0.125	短　效	2-3
Flunitrazepam	第三級	Rohypnol（羅眠樂）	1	0.5-1	(0.5)	中　效	10-20
Brotizolam	第四級	Lendormin（戀多眠）	0.25	0.25-0.5	(0.125)	中短效	7
Nitrazepam	第四級	Mogadon（眠確當）	5	5-10	(2.5)	中　效	18-38
Midazolam	第四級	Dormicum（導眠靜）	7.5	7.5-15	(3.75)	短　效	1.5-2.5
Nimetazepam	第三級	Erimin（愈利眠）	5	5	(2.5)	中　效	26
Flurazepam	第四級	Dalmadorm（當眠多）	15, 30	15-30	15	長　效	40-100
非苯二氮平類藥物							
Zolpidem	第四級	Stilnox（使蒂諾斯）	10	5-10	5	短　效	1-5-2.4
Zopiclone	第四級	Imovane（宜眠安）	7.5	3.75-7.5	(3.75)	短　效	5-6
Zaleplon	第四級	Onsleep（入眠順）	10	5-10	5	短　效	1
褪黑激素促動劑							
Ramelteon	無	Rozerem（柔速瑞）	8	4-8	8	短　效	1-2.6

＊並不是所有藥物都有關於年長者的劑量研究，沒有括弧標示者，是美國食品藥物管理局核准建議的年長者劑量；其餘以括弧標示者，是依照臨床用藥準則估算的建議劑量。

「採取最低的有效劑量」、「給予間歇性的服藥方式（每週二到四次）」、「限制療程的持續時間（整體不多於三到四週）」以及「停藥時逐步降低劑量」等。年長者使用安眠藥的原則仍然相同，但因為長輩失眠成因的複雜性高，治療上需顧慮的事情也比年輕人多，這些原則在操作上必須更有彈性，才能兼顧療效與用藥安全。

採用短效性藥物

安眠藥作用時間的長短取決於藥物的半衰期①。一九八〇年代有一份關鍵的半衰期研究發現，當安眠藥半衰期超過六小時，殘存藥性就容易導致日間的意外事故。因此，一九八〇年代之後上市的安眠藥，多半設計成中短效藥物，

①藥物的「半衰期」指的是藥物在血中濃度減為一半所需要的時間。停止服藥後，一般需要五個半衰期，才能把全部藥物排出體外。

例如Zopiclone（五到六小時）、Zolpidem（一・五到二・四小時）與Zaleplon（一小時）。為了防止長輩在起床後，因為殘存藥效未退，影響運動協調性或是出現嗜睡，避免中長效藥物的邏輯似乎很合理。然而，除了入睡困難之外，長輩更常有夜眠中斷與早醒的困擾。況且，夜眠中斷對於日間舒適感的影響，並不亞於入睡困難。

短效的安眠藥要涵蓋整夜的失眠症狀，力有未逮，並不奇怪。目前並沒有療效貫穿整晚，而且不會有日間殘餘作用的安眠藥。事實上，過去安眠藥上市前的療效研究，多半也只專注在入睡時間的改善，忽略藥物對於睡眠延續性效果的評估。失眠的長輩若在用藥之後，仍有夜眠中斷或早醒的困擾，必須先看看這些失眠症狀是否影響白天的精神。若長輩白天的元氣、心情、活力並沒有受到太大影響，夜眠中斷與早醒的現象，可能只是生理上增齡的結果，不一定要勉強用藥治療。相對地，非藥物治療方式的研究中，反倒會同時強調對於夜眠中斷、早醒與睡眠品質的療效。因此，當長輩出現需要治療的夜眠中斷或早醒問題，用藥時若進退兩難，其實可以考慮使用短效安眠藥，搭配非藥物的方式來解套。

採取最低的有效劑量

高劑量安眠藥比較容易出現副作用，也容易產生心理的依賴，使用安眠藥時應該採用最低的有效劑量。這個邏輯看似合理，但臨床實境往往不是如此。藥廠在進行藥物安全性與療效研究時，必須招募失眠的受試者參加臨床試驗。絕大部分的安眠藥研究在進行臨床試驗時，都是邀請無共患身心疾患的「單純」失眠患者參加研究。然而，這類的患者只占全數失眠患者的十分之一。在單純的失眠症（無共患失眠症）患者估算出的有效劑量和安全性，遇到其他十分之九的失眠患者時，可想而知，不一定行得通。

以失眠症最常見的共患精神疾病——憂鬱症為例，經常可以發現，患者服用的安眠藥已經超過建議的最高劑量了，結果還是徹夜未眠。不過，這個現象也告訴我們，單純、無共患其他疾病的失眠，理應也可以在合理的劑量範圍就有治療效果。若是安眠藥的效果不如預期，就是一個重要的線索，提醒我們真正的病因全貌，還沒有拼湊完成。

間歇性的服藥方式

過去認為間歇性的給藥方式，可以避免出現藥物耐受性②，或是停藥後的反彈性失眠③。同時，間歇性給藥也可以避免長效型安眠藥，在連續使用數日

②「耐受性」指的是藥物的作用，會隨著使用的時間與次數增加，逐漸減弱。對安眠藥來說，就是大家常說的「越吃越沒效」。

③「反彈性失眠」指的是停掉安眠藥後，失眠的情形反而比吃藥前還要嚴重的現象。反彈性失眠會讓嘗試減藥的人心生畏懼，不敢再嘗試減藥，因而助長了生理與心理上對安眠藥的依賴。

後，囤積體內造成中毒。自從反彈性失眠現象較少的新一代非苯二氮平類藥物問世後，間歇性的服藥方式比過去容易操作。需要注意的是，在沒有使用藥物的那幾天，對於失眠的預期性焦慮，還是可能讓患者失眠，這會強化一定得靠藥物才能睡的挫折感。因此，每位使用安眠藥的長輩，還是應該先接受非藥物治療方式的指導，把底子打好，這樣一來，才更有條件降低用藥的頻率。

療程不宜持續超過三至四週

使用安眠藥物不宜超過三至四週的原則，起源於早年長期使用巴比妥酸鹽類藥物助眠的患者，出現耐受性與成癮性的歷史教訓。過去認為，失眠都是別種身心疾病造成，僅是潛在疾病表面的「症狀」。理論上，只要充分治療造成失眠的病因，失眠就會自癒，不應該長期使用安眠藥。然而，經過前面章節的說明後，相信大家已經知道失眠的成因往往不單純，長輩失眠的原因更是複雜，經常是惡性循環的結果。近三十年來失眠的病程研究也發現，失眠其實是一種「慢性病」，約有百分之八十的失眠病程超過一年，將近百分之六十五超過五年。另外，往往處理好所謂的「病因」後，失眠症狀仍然持續存在。

西元二〇〇〇年之後，睡眠醫學界開始體認到短期的藥物治療，無法克服失眠慢性化的困境。於是，藥界開始著手進行為期較長的安眠藥療效與安全性的藥物試驗。目前已有數種非苯二氮平類藥物，完成為期超過半年的療效與安全性研究，而臨床失眠治療指引，也將失眠可能在治療所謂的「病因」之後，仍然會繼續困擾患者的觀念，加入處理流程中。

儘管如此，基於用藥安全，所有的安眠藥物使用指引，仍然建議應該盡可能避免長期使用安眠藥物。目前醫界最新的用藥共識為：在積極處理可能造成失眠的原因後，且患者已接受非藥物治療失眠方法的指導，若患者仍然有嚴重的失眠症狀、失眠再次復發或是同時患有其他慢性身心疾病，經醫師權衡不使用安眠藥的「弊」遠大於「利」時，可以在規則的追蹤下，持續或間斷地較為長期地使用安眠藥。由此可知，雖然使用安眠藥期限變得比較有彈性，但解決失眠的根本原因，以及接受非藥物治療失眠技巧的指導，還是治療的基本功。

停藥時逐步降低劑量

此原則與間斷使用藥物一樣，希望能藉此避免停藥時出現反彈性失眠。失眠的長輩，平時回診時就應該想辦法逐步降低劑量，尤其是不得不長期使用安眠藥的時候。安眠藥是一種只要夠量就會有效的藥物，不需要多吃。大腦中掌管清醒與睡眠的神經系統，好像牆壁上電燈的開關一樣，只要藥量夠了，就會「啪啦」地切換成睡眠模式，不需要更多的藥劑。因此，只要拿捏住剛好可以把開關切換過去的最低劑量，就可以在效果與副作用間取得平衡。

然而，在長輩身上，這點並不容易辦到。因為增齡的結果，長輩身體處理藥物的能力不如年輕人穩定，會動態地改變。可能會因為健康狀態的不同、其他身體疾病的影響，或是藥物的交互作用，讓相同劑量的安眠藥，在不同日子裡有不同強度的效用。因此，盡早察覺長輩身體狀態的改變，同步調整安眠藥劑量，才能確保用藥安全。相反地，若突然出現藥物耐受性，通常暗示長輩的健康狀態已經不同，需要重新審視失眠病因，仔細評估與處理新發生的身心問題，避免安眠藥不減反增。

醫師的話

不管如何，這五大策略，仍應奉為圭臬。若想在長輩身上貫徹這些原則，或許會遇到一些困難，但也都有解套的訣竅。基本上，不外乎是警覺藥物耐受性的出現、視長輩身體狀況調整用藥，以及搭配非藥物的方式進行治療等技巧。同樣地，長輩也需要盡可能配合與練習非藥物的失眠治療方法，在藥效變差或是身體狀況改變時，也要及早告訴醫師。只要患者和醫師一起努力，長輩使用安眠藥，相信也可以安全又有效。

破除刻板印象：安眠藥的常見迷思

失眠的患者往往對安眠藥又愛又恨。安眠藥既然是一種藥品，使用上本來就應該謹慎小心。然而，坊間經常流傳著一些危言聳聽、對於安眠藥的誤解。這些誤解若只是單純知識不足就算了，但不完全正確，甚至是謠言的說法，還會影響失眠患者的用藥安全、惡化失眠對健康的衝擊，造成患者徹底地被安眠藥「綁架」！因此，這邊希望澄清一些常見的迷思，讓患者使用安眠藥時，保持平常心。

迷思一：安眠藥吃久了會影響記性？

了解安眠藥物發展史後就會知道，對記性有影響的藥物是「上個世紀」前中葉發明的老藥，包含巴比妥酸鹽類和部分苯二氮平類藥物。不僅如此，這些老藥也必須經常性、長年的使用才會造成記性損害，短期使用並不會有影響。而且，大部分藥物引起的記性問題，停藥之後就會回復。既然本來就不鼓勵長期使用安眠藥，何來吃久會影響記性的說法？即便因為失眠問題不好處理，需要比較長期使用安眠藥，選擇非苯二氮平類藥物或其他新藥就好了。更何況，短期使用藥物引起的記性問題也會回復，不需要太擔心。因此，安眠藥吃久了會影響記性，是一種「以偏概全」的說法。

迷思二：安眠藥標示的單位劑量高，表示這個藥比較「重」，副作用比較多？

安眠藥的單位劑量表示這種藥物要產生助眠效果所需的劑量，專業術語稱為「效價」。單位劑量越高，效價越低。安眠藥沒有輕重之分，醫師總是配合患者的症狀與體質挑選合適的藥物。當然，作用時間越長的藥物（半衰期較長），越可能造成隔天精神與運動功能受到影響，發生日間副作用的風險也較高。然而，並不是藥效短的安眠藥就沒有副作用，服藥後產生失憶現象的副作用，反而在短效的安眠藥比較常見。因此，不管效價高低或是作用時間長短，只要是藥，就應該謹慎使用，沒有輕重的問題。

迷思三：安眠藥會越吃越多、越吃越沒效？

這個迷思是典型的「斷章取義」，正確的說法應該是：「倘若失眠的根本原因沒有解決，安眠藥就會越吃越多，越吃越沒效。」前面的內容曾經介紹過，安眠藥建議劑量的估算，主要針對無共患失眠症患者。因此若是失眠的病因不單純，助眠效果自然就不好，需要更高的劑量才有效。同時，若引起失眠的原因沒有根治，持續惡化，身為冰山一角的失眠，當然也會跟著惡化，原本有效的劑量也會壓制不住表面的失眠症狀。因此，長輩服用安眠藥時，若原本穩定的劑量突然效果不彰，一定要警覺事有蹊蹺，趕緊和醫師討論病情是否變化了。

迷思四：吃安眠藥會上癮？

一個為了維持健康，力行每週三次、每次三十分鐘運動的先生，應該沒有人會說他「運動」上癮。不過試想，若是他每天都搶時間去運動，甚至因此上班遲到、來不及接小孩放學，是不是大家就會覺得他過頭了。假設這位喜歡運動的先生，運動到引起橫紋肌溶解、免疫力下降，甚至傾家蕩產、拋妻棄子，應該再也沒有人能認同運動是一件好事。因此，所謂的「上癮」，端看這件事對於使用者來說是益處或是壞處。若能按部就班地接受失眠的評估，找出失眠的原因，積極治療，這時候使用安眠藥反而可以緩解症狀、打破失眠與身心疾病

的惡性循環，找回生活品質，其實是好事一樁。大家所認為的上癮，其實專業術語稱作是「濫用」或是「依賴」。

所謂「濫用」指的是因為使用安眠藥而誤事。舉例來說，因為睡不著，沒有和醫師商量，自行加重安眠藥劑量，結果隔天昏昏沉沉，開車撞上電線桿，這就是「濫用」安眠藥。所謂的「依賴」，指的是為了追求藥物的效果，連該做的事都不去做，這種被藥物綁架的現象才稱為「依賴」。在早年使用巴比妥酸鹽類藥物的年代，確實有些人會濫用安眠藥，整天尋找藥物，只為了追求使用藥物後的快感，這是「依賴」，也是民眾常講的上癮。研發出苯二氮平類藥物後，已經很少看到不出門、只待在家裡不停使用苯二氮平類藥物的成癮者。

一般正常使用安眠藥的患者，反而對於用藥戰戰兢兢，深怕吃多了會對身體不好，也才會問「吃安眠藥會不會上癮」的問題。一些患者在停藥的階段，會整天擔心今晚是不是睡得著，搞得心神不寧。廣義地說，這或許算是一種心理上的「依賴」吧！另外，有些人擔心的「上癮」指的是停掉安眠藥後，沒有藥就睡不著的現象。其實，失眠和高血壓、糖尿病一樣，本來就容易慢性化。把降血壓、血糖的藥物停掉之後，血壓和血糖不是同樣會再高起來嗎？我們卻不覺得服用降血壓或降血糖藥會上癮。停掉安眠藥之後，失眠只是再次出現而已。何況，血壓和血糖也可透過飲食、規律運動、調整生活習慣等不吃藥的方式來控制，失眠同樣也有不吃藥的治療方式，只是大家比較陌生而已。另外有一些人減藥的方式不正確，在突然停掉安眠藥之後會出現反彈性失眠的現象。即便身受其苦，嚴格來說，這並不是上癮。其實，減藥可以有更聰明輕鬆的作法，不必這麼辛苦，後面的章節會和大家分享減藥的訣竅。

迷思五：安眠藥是管制藥，是毒品的一種？

管制藥和毒品根本是兩回事。媒體上經常可以看到聳動的標題寫著：「○

○不肖醫師（或藥局）非法販售管制安眠藥，公然販毒」、「非法販售屬於四級管制毒品的安眠藥」。其實，這是張冠李戴。安眠藥是衛生福利部管轄的管制藥品。管制的原因是因為這種藥品，若未經醫師詳細診斷、處方，胡亂使用時很容易產生習慣性，造成越吃越多、越吃越沒效或是影響精神狀態的副作用。因此，這邊所謂的「管制」，指的是要醫師好好地管理與節制患者，不要自行亂用的意思。

相對地，毒品是法務部管轄，當代的安眠藥已經很少人當作毒品使用。會進診間的患者，幾乎全是深受失眠困擾的朋友，相信應該不太會有長輩假報自己失眠，領了一大堆安眠藥之後，拿去做壞事。若真的有，這也不是醫療層面的問題，這是犯法的事，當然歸法務部管。

管制藥品的級數從第一級到第四級。級數越低，使用時越需注意。現在國內經常使用的安眠藥大部分屬於第四級管制藥品，只有少數幾類安眠藥是第三級的管制藥品④，領藥時需要簽名。若醫事人員私下將安眠藥賣給失眠但又不找醫師處方的患者，這違反《管制藥品管理條例》，但不是販毒。

迷思六：吃新型安眠藥會夢遊？

有一些患者曾在使用新一代非苯二氮平類藥物之後，出現所謂「夢遊」的現象。有些人打電話和朋友聊天，隔天卻完全想不起來有這麼一回事；有些人則是半夜開冰箱吃東西，搞得杯盤狼藉，隔日一早發現冰箱裡的東西被清空，還以為是遭小偷。這種特殊的現象在睡眠醫學上稱為「複雜睡眠相關行為」。

出現這種特殊副作用的原因，目前還不清楚，但仔細區分，患者報告的場景大致可以分成兩種。一種是服完藥之後，沒有馬上躺平睡覺，而是邊忙別的事，邊等睡意出現。若藥效發作得很快，迅速導眠而不自知，就像喝醉微醺的

④請見本篇〈用藥一點訣：安眠藥的使用原則〉的表一。

感覺。另一種則是半夜醒來找東西吃，甚至煮東西吃。這種狀態下還可以操作煮東西這麼複雜的動作，顯見大腦有部分是清醒著。但和這種狀態底下的人對話，可以發現這個時候比較像酩酊大醉時，半夜醒來上廁所，迷迷糊糊的精神狀態。雖然可以做一些事情，但注意力並不集中，人也不是完全清醒，講話也是有一搭沒一搭。這兩種場景都會因當下的注意力缺損，造成隔天出現不復記憶的症狀。

其實，早在傳統苯二氮平類藥物的年代就有這種案例。只不過這種現象，較常出現在短效、速效的藥物，而新一代的安眠藥往往藥效快又短，所以更常碰到這種副作用。國內的研究還發現，並不是新型安眠藥才會有這種副作用，服用「高劑量」的安眠藥才是誘發「複雜睡眠相關行為」的關鍵。因此，服藥後馬上睡覺，並且盡量維持低劑量的安眠藥，就可以大幅減少出現這種副作用的機會。

迷思七：吃安眠藥會得癌症？

國內一篇使用健保資料庫進行的研究發現，服用安眠藥者有較高的罹癌風險。其實，在國際的醫學研究文獻中，也曾報導過安眠藥和癌症風險的關係。仔細整理不難發現，安眠藥不僅和癌症有關，國內外的研究還曾發現安眠藥和各式各樣的疾病都有關係，例如肺炎、死亡風險、泌尿道感染、憂鬱、失智症、自殺等。表面上看來，安眠藥真是罄竹難書，會引發各種疾病。其實，這些研究從來沒有聲稱安眠藥會「引起」這些疾病。研究的作者多半會公允地解釋，他們只是指出安眠藥和這些疾病有「關係」，提醒大家使用時要注意藥物安全性的問題。至於安眠藥在疾病形成過程中的角色，目前並不清楚。

從研究的角度來看，一件事情若同時和很多現象有關，這件事往往只是恰好站在疾病形成的必經之路上。舉例來說，健保資料庫的研究也曾發現降血壓藥和心血管疾病風險增高有關。既然高血壓是心血管疾病的危險因子，使用降血壓藥物應該會降低心血管疾病風險才是！其實，會使用降血壓藥，表示這個患者罹有高血壓，真正引起心血管疾病的並不是降血壓藥，而是這個藥物想要治療的疾病。同理，一個人快要生病的時候，往往身體狀況不好，或是處於免疫力下降的狀態，這時候經常會有失眠的問題。這些不利的身體條件，不一定能在研究中測量得到。這時候治療失眠所使用的安眠藥，頂替了原本沒被發現的健康問題，變成代罪羔羊。

事實上，這些沒有被注意到的健康問題，才是真正引起各式各樣疾病或死亡風險的原因。安眠藥和各種疾病風險的關係，很可能只是「倒果為因」。安眠藥畢竟是藥物，只要使用藥物，就要注意安全，這是不變的鐵律。不過，若是因果關係沒弄清楚，一味地害怕使用安眠藥，反而會讓失眠慢性化。慢性化的失眠會倒過來影響健康，延遲疾病的康復，反而造成健康上不良的影響。

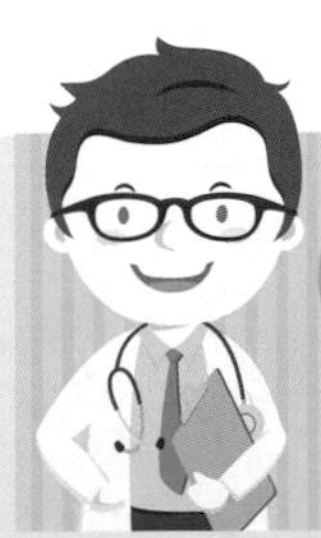

患者經常滿是擔心地詢問有關安眠藥的問題，本章澄清了七種常見對於安眠藥的迷思，這些對於安眠藥的誤解往往是親朋好友的善意提醒，卻會讓長輩憂心忡忡。安眠藥既然是醫囑，理應配合醫師指示，但聽到一些似是而非的說法，究竟是吃還是不吃，實在不知如何是好。其實，周遭的親友只是好意地想要患者少吃點藥，這並沒有錯，也應該鼓勵。若我們對安眠藥的知識能更正確，面對自己或家人的病情時，一定能做出更公允的判斷，讓醫師幫助患者時無後顧之憂，循序漸進地克服失眠。

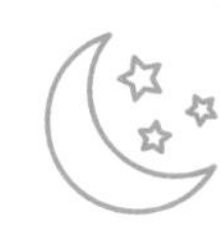

不吃藥的治療方式：失眠認知行為治療

「我不想吃安眠藥，有沒有不用吃藥就可以睡覺的方法？」患者經常這樣詢問醫師。答案是有的，這種治療方式稱為「失眠認知行為治療」。

「失眠認知行為治療」其實是一種發展在一九八〇年代的心理治療技術。一九九〇年代就有充分的證據顯示，這種「不用吃藥」的治療方式，的確有不錯的療效。到了二〇〇〇年的時候，醫界已把「失眠認知行為治療」列為常規治療的一種選擇。

「認知行為治療」中，所謂的「認知」，指的是對事情的態度與看法；「行為」，則是指遇到事情的行為慣性。在「認知」方面，若是對事情的看法不客觀、先入為主、甚至是誤解，就會給自己帶來壓力與負面情緒。舉例來說，前面提過的「吃安眠藥會上癮」，就是一種以偏概全的成見，只會讓自己更畏懼安眠藥的副作用，陷入「用或不用」的矛盾心情，左右為難。

在「行為」方面，若對事情的行為反應不正確，或只求一時的快感，長久下來，事情非但沒有解決，而且會更嚴重。舉例來說，入睡困難的患者會想早點躺床、早點睡著。但因為違反生理時鐘的特性，越躺越挫折、越躺越煩，結果花了更久的時間才睡著。失眠的患者會在白天補眠，雖然精神一時好了點，但迎接患者的是另一個因為補眠造成的失眠，惡性循環不會停歇。

「認知行為治療」就是使用特別的心理治療技術，不是說教，而是讓患者頓悟，扭轉自己的成見，進而調整對事情的看法。認知行為治療也透過切斷自動化的反應或是自我獎勵，改變行為上的慣性反應。

「失眠認知行為治療」可以是個別治療，也可以用團體的方式進行。個別治療容易量身訂做，個人分到的治療時間也最長。團體治療一次可以有很多患者受益，患者之間像同學、戰友，一起努力、相互扶持、分享經驗與創意，眾志成城。因此，不管個人或團體都沒有關係，重要的是有沒有投入、願不願意改變。一般來說，一週治療一次，整個療程平均有六到八個療次，每次一到一個半小時。不管是一般成人或是年長者、更年期或有身心共病者，「失眠認知行為治療」對於這些族群都有幫助。不管是入睡困難、夜眠中斷、早醒或只是主觀睡眠品質不佳，「失眠認知行為治療」也都有本事協助改善症狀。同時，這種治療技術也可以幫助安眠藥的減量，是減藥過程的好朋友，少了它，減藥就很難辦到。

「失眠認知行為治療」既然是心理治療的一種，就有適用的對象與病症，也需要受過訓練的治療師，才能得心應手地帶領患者。前面解釋安眠藥迷思的章節，就是一種簡單的認知治療。但是要徹底改變對事情的看法與理解，不是短短幾天就辦得到。失眠的患者經常有各式各樣不切實際的期待，對於失眠也有著如驚弓之鳥、動輒得咎般的畏懼。因此，使用認知治療來幫助失眠患者改變想法，放過自己、接受失眠，進而改變行為，重拾健康，實在不是寥寥幾個字可以交代。最好的方式就是請教專業的治療師，正式接受治療。不過，有幾招簡單實用的「失眠認知行為治療」技巧，在這邊介紹給大家練習。

技巧一：刺激控制法

適用症：入睡困難

原理與方法：

失眠的患者常抱怨自己可以在公車上睡著、在沙發上睡著，但就是在家裡那張床上睡不著。明明好不容易等到睡意出現，一上床卻又清醒過來，究竟是怎麼回事？其實，這是一種稱為「古典制約」的現象，生活中到處有這樣的例子。舉例來說，「望梅止渴」就是古典制約的絕佳例子。平時吃到酸梅或檸檬的時候，因為酸甜的味道，口水自然直流。久而久之，光是想像酸梅或是檸檬，那種酸溜溜、牙齒酸麻的感覺就會自動出現，好像真的咬了一口。

因為睡不著，失眠的患者乾脆在床上看書、看電視、打電動、滑手機。久而久之，身體開始「記住」，「床」是一個「辦公（玩樂）」的地方，躺「床」的時候，必須維持清醒，才能順利「工作（玩耍）」。在這個過程中，「床」是一種「刺激物」，「清醒」是身體接受刺激之後的慣性反應。「刺激控制法」的目的就是要控制住這些引起身體「失眠」慣性反應的「刺激物」。

因此，若上床半小時還睡不著，不應該勉強躺著，應該起身，在床邊的沙發上練習放鬆，等睡意的訊號出現（例如打瞌睡、打哈欠等），再躺回床上試著入睡。萬一過了半小時還是睡不著，就照著上述的步驟再來一次。也許有人擔心會不會就這樣一直到天亮？其實不會，大部分患者，操作個一兩次，就會睡著了。有些患者深怕一起身，睡神就跑掉了。其實不然，若不離開床，結果通常是眼睛瞪得大大，動也不動地躺到天亮。還有些患者擔心起身翻動會影響老伴的睡眠。其實我們都曉得，失眠者往往是寂寞的，臥床另一頭的老伴熟睡夢鄉，根本無暇關照隻身在漫漫長夜裡的失眠者。長輩若擔心半夜起身會跌倒，可以只坐起來，不一定要離開床。但是起來之後，一定要練一練放鬆，有睡意再躺回去。

技巧二：放鬆練習

適用症：睡覺前生理與心理過度緊繃

原理與方法：

在「包羅萬象的失眠原因：年長者的失眠病灶」中有提過，無共患失眠症的病因來自於身心過於緊繃，無法順利從清醒狀態切換到睡眠狀態。睡前練習放鬆，有助於強化副交感神經功能，促使身心進入放鬆狀態。只要身心放鬆，累積一天的睡眠能量就可以充分發揮，帶出睡意。

放鬆的方法有很多，簡單常用的有兩種，一種是「腹式呼吸」，另一種是「漸進式肌肉放鬆法」。這些放鬆方式都有效，不妨都練習看看，挑選適合自己的方法。一般來說，若平時喜歡天馬行空地作白日夢，個性比較浪漫的人，推薦學習「腹式呼吸」；若個性務實，凡事喜歡動手做的人，「漸進式肌肉放鬆法」可能比較適合。這兩種放鬆方式在本書附錄介紹的「穩穩好眠」手機應用程式中，有內建的多媒體示範影片，可以免費下載觀看練習。

技巧三：限眠療法

適用症：夜眠片段、睡眠品質不佳、躺床時間過長

原理與方法：

限眠療法是一種刻意縮短躺床時間，提升「睡眠效率」的助眠技術。「睡眠效率」是一種估算睡眠時間與躺床時間比例的方式。計算睡眠效率的公式為：（真正睡眠時間）÷（總躺床時間）×100％。操作限眠療法時，需要先估算過去一週平均每日的實際睡眠時數。取得平均睡眠時數之後，以早上完全清醒的時間為基準點，回推合適的躺床入睡時間。但是，每夜躺床時間不能低於四個半小時，以避免睡眠時數太少，造成危險。

操作限眠療法時，嚴禁其他的時間躺床或打瞌睡。接著，固定每天起床時間，以一週為單位，若當週平均睡眠效率超過百分之九十，則下一週提早三十分鐘上床睡覺。若睡眠效率介於百分之八十五到九十之間，則下一週仍維持本週上床睡覺的時間。若睡眠效率掉到百分之八十五以下，則再次延後上床時間三十分鐘。以這種方式循序漸進，慢慢地將睡眠時數拉長，讓睡眠變得穩固、紮實，睡眠品質自然就會提升。

技巧四：矛盾療法

適用症：對「睡覺」得失心太重，導致入睡困難

原理與方法：

很多失眠的患者作息一向正常，而且原本就是喜好運動者。因為某種因素出現失眠後，這些個性一板一眼的人，就會為了睡覺而「奮戰不歇」。這種「過度努力」的行事風格，會讓睡前身心進入備戰狀態，反而不容易入睡。以上臺報告為例，適度的焦慮，會促使我們認真準備報告的內容，但焦慮若過了頭，上臺之後就會腦筋一片空白，表現失常。睡覺這件事對某些個性戰戰兢兢的人而言，就像上臺報告一樣，每晚七早八早就開始認真準備睡覺，但因為得失心太重，一直關注自己是否已經睡著，結果反而讓身心過於緊繃，根本睡不著。

矛盾療法就是運用轉移注意力的方式，讓睡意自然浮現。操作此療法時，要先在放鬆的情境下，努力地不睡覺，但不必做到懸梁刺股。躺在床上，想像自己正在上一堂無聊的課，睜開眼睛望著天花板，彷彿教室的黑板就在眼前。當睡意上來快要闔上眼睛時，努力地再睜開。一次又一次，努力再努力地「撐住」不要睡著。最後，就會不知不覺睡著了。由此可知，所謂的「矛盾」，就是要失眠的患者撐住不要睡著，利用逆勢操作的方式改善入睡困難。

「失眠認知行為治療」的療效持久，而且副作用很少，相較於安眠藥物，實在是安全有效的治療方法。既然這種非藥物的治療方式有這麼多的優點，為什麼還有這麼多患者需要服用安眠藥呢？其實，認知行為治療的療效慢，不能立竿見影。想以這種方式治療，必定要有些耐心。現在的社會分秒必爭，失眠的患者多半希望速效。為了打拼生活，根本擠不出六到八週的時間完成療程。相對地，對大多數的長輩而言，只要願意，應該比年輕人更有時間接受這種慢條斯理，但有條不紊的治療方式。事實上，只要精熟技巧，確實地操作，非藥物的治療方式反而會像倒吃甘蔗般，漸入佳境。

另外，找不到提供治療的資源，是「失眠認知行為治療」無法普及的另一個原因。表二是臺大醫院精神醫學部所開設的「團體失眠認知行為治療」課程表，屬於一般常規課程的規模與內容，提供給長輩們參考。這幾年經過臺灣睡眠醫學會的努力，目前只要是經過學會認證的睡眠中心，都有提供個別或是團體的「失眠認知行為治療」。本書附錄一有這些睡眠中心的聯絡資訊，若有需要，可洽詢相關細節。

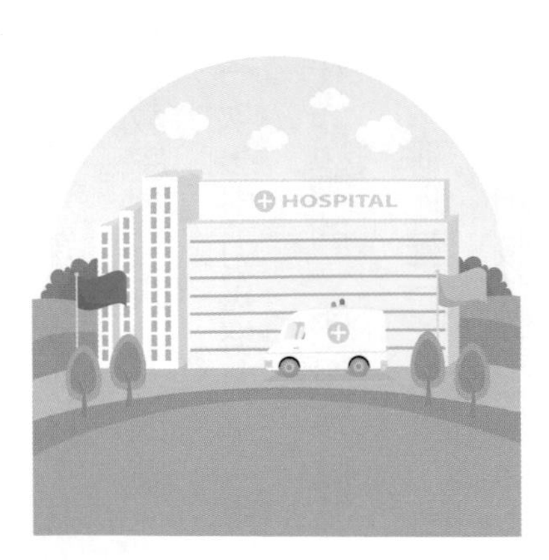

表二　臺大醫院精神醫學部「團體失眠認知行為治療」課程表

週　次	主　題
第一週	・不吃藥治療失眠的良方（失眠認知行為治療原理與方法）
第二週	・成就好眠的祕訣（睡眠衛生） ・觀察與記錄夜眠（睡眠日記） ・克服失眠的慣性（刺激控制法）
第三週	・找出失眠的病灶（睡眠日記的解析） ・戰勝失眠從「改變」開始（失眠的行為處方） ・自律神經保養法（放鬆訓練）
第四週	・提升睡眠的效率（睡眠濃縮法） ・轉移注意得好眠（逆勢助眠法）
第五週	・打破失眠的迷思（失眠的認知治療） ・如何擺脫安眠藥（正確安眠藥減量法）
第六週	・綜合應用與後續保養 ・心得回饋與分享

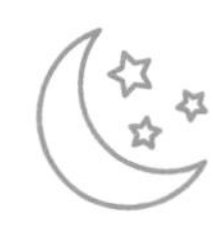

吹起減藥的號角：安眠藥減藥六步驟

停用安眠藥幾乎是每個用藥患者相同的夢想，但減藥失敗也是絕大部分人的共同經驗。其實，安眠藥減量是長期抗戰，如果沒有層次分明的作戰計畫，往往只會徒勞無功。相反地，若有合理的目標與確切的作法，安眠藥減量過程中小小的辛苦，其實就像運動過程中的撞牆期。預期會出現，也真的會出現，事先知道這是正常現象，相信這些不舒服終究會消失，熬過了，也就沒事了。

搭配認知行為治療的理論與安眠藥特性，我們將減藥的過程設計成六個步驟。只要按表操課，逐步走完，成功就在眼前。

第一步：完成減藥的前置作業

現在我們已經知道，治療失眠時，必須先盡力去除或是降低根本病因的影響；同時，造成失眠的生活習慣或態度也必須一併調整。即便如此，失眠還是經常慢性化，尤其是年長的患者。藥物只是失眠治療的一環，前面提過關於失眠診斷與治療的正確觀念、健眠增能的妙方，以及非藥物治療的技巧，都是減藥過程的基本功，在正式開跑前都要準備妥當。

第二步：挑選最佳啟動減藥時機

不難理解患者急著將安眠藥減掉的心情，但若急就章，沒有準備好就匆忙開始，往往欲速則不達。完成第一步前置作業的準備功夫後，就可以選擇適當的時機開始減藥。減藥過程難免會有短暫睡不安穩的情形，上班族經常因此躊躊不前，深怕影響工作表現。有些人會挑選出遠門旅行時，刻意不帶藥，逼自己熬過減藥的不適。這種作法有魄力，但很辛苦，而且不是每個人都有這樣的機會。有些人則等待「比較輕鬆」的時間，幾年下來，永遠等不到這一天，一直都很忙。

其實，這些阻礙來自於我們太過在意失眠對於白天精神的影響。回想以前晚上聯誼夜遊，或是守在電視機旁，通宵達旦看棒球轉播，隔天大家不還是一樣上班上課。和失眠不同，這類熬夜的過程是開心的，是自己能控制的，白天再累，心情也是幸福的。因此，只要做好準備、挑對時機，事先練習解決減藥卡關的方法，不需要太顧慮白天的後果，船到橋頭自然直。長輩們多半已經退休，或已是高階主管，通常時間比較有彈性，更可以放手一搏。究竟什麼時候才是減藥最好的時機呢？其實，身體會告訴我們。

第一步驟強調健眠增能的妙方，以及非藥物治療技巧的重要性。這些非藥物的助眠方式簡單、好用，但要花時間熟練。在減藥之前，必須每天貫徹這些不吃藥的方法，練習到精熟。一般來說，需要持續一到兩個月，才能養成習慣。這個時候，患者會開始感覺到治療的效果。在相同的劑量下，入睡的速度、睡眠的連續性與睡眠時數都會有明顯的進步。有些患者雖然不覺得睡覺的時間有明顯的增加，但已經不太在意睡不著的情形，開始將重心放在生活中其他有趣的事物。其實，這已吹起減藥的號角！這個狀態代表非藥物治療的方式已經開始生效。既然失眠的問題有第二線的治療支撐，減藥自然會順利許多。因此，在身體提醒我們減藥的時機已經到來的時候，就可以主動出擊。

第三步：設定合理的階段性減藥目標

治療失眠的藥物有很多種類，每種藥物的特性與副作用都不一樣。為了因應失眠慢性化的特色，並且在用藥與不用藥之間取得平衡，設定合理的目標很重要。「減藥」不一定要「減藥」。有些不屬於正統鎮定型安眠藥的輔助用藥，例如鎮定型的抗憂鬱藥物，若有需要，其實可以留下來作為保養之用。減藥的終極目標雖然是停藥，但不是立誓一輩子都不再用藥。就像用止痛藥一樣，痛的時候就用，不痛就不用，不會擔心上癮。不過，有人就是不愛用止痛藥，等到受不了的時候，才忍痛用一顆，到頭來反而需要更高劑量才能鎮痛。這就是所謂「當用不用、能忍就忍」的作法，得不償失。

因此，減藥「成功」並不是非黑即白的概念。每個人身體的狀況本來就會隨時間而變化，不能一概而論。只要從「每天用藥」進步到「當用則用、能省就省」，而且生活品質仍然維持良好，就算成功了。醫師擬定減藥計畫的原則大同小異，但實際操作時會因人而異。除了考慮配套資源外，還要拿捏減藥計畫對心理與生理的衝擊，衡量患者對非藥物治療的配合能力。

舉例來說，有內科共病的失眠長輩，完全配合非藥物的治療比較困難，停藥之後失眠復發的機率很高。減藥若操之過急讓失眠復發或惡化，導致內科疾病跟著失控，反而壞事。這時候，減藥的目標僅放在降低劑量就好。在睡得好的前提下，務實地找到最低有效劑量，先讓內科疾病穩定下來，再從長計議。

第四步：選定減藥順序

為了解決不同的失眠症狀，考量安眠藥物的副作用，或是預先規劃日後容易減藥的配方等因素，醫師處方助眠藥物的時候，不一定只會開立一種助眠藥物。有時候會像雞尾酒療法，一次有好幾種藥物，可能有一些苯二氮平類鎮定劑、一些鎮定型抗憂鬱藥，還有一些屬於真正的安眠藥。雖然每個患者的情形不同，但在規劃減藥順序時，總要有個根據。

若以藥物特性來劃分是否容易減藥，一般來說，苯二氮平類鎮定劑，比苯二氮平類安眠藥好減；非苯二氮平類安眠藥，比傳統苯二氮平類安眠藥好減；

鎮定型抗憂鬱藥，比安眠藥好減；而長效藥物比短效藥物好減。遇到雞尾酒處方，建議先從真正、主要的安眠藥著手。當然，每位患者的情形不同，每位醫師的減藥策略，也各有獨到之處。開始減藥前，還是要和自己的醫師討論，規劃最適合自己的減藥順序。

第五步：設定好減藥速度，不疾不徐，堅持到底

決定減藥的順序後，就可以擬定減藥的速度。基本上，一種藥物從一開始高的總劑量往下減的時候比較容易，最後要完全停掉的步驟比較辛苦。此外，減藥的速度越慢，感覺越輕鬆。不管是哪一種藥物，決定要減藥時，建議都以每兩週減少百分之二十五的方式開始⑤。在這兩週內，不管睡得好不好，一定

⑤原則上每次降低的藥量越少，就越容易成功。有些專家建議一次減量百分之十，但是安眠藥的藥丸不大，要裁掉部分藥物已經不容易，更何況要精準地切掉百分之十的量。因此，這邊建

要固定劑量與天數使用。這是為了避免傳統的苯二氮平類安眠藥或是鎮定劑，在減低劑量的頭幾天，可能出現的「戒斷症狀」。一旦「戒斷症狀」出現，患者會覺得焦慮、煩躁、心悸、肌肉酸痛，失眠的症狀可能一下子又再復發。若減藥速度過快，還會出現「反彈性失眠」，失眠不僅復發，甚至還比以前嚴重。減藥的過程要避免出現「戒斷症狀」或「反彈性失眠」，以免嚇壞了，再也不敢減藥。「一朝被蛇咬，十年怕草繩」，放慢減藥的速度是最好的作法。

新一代的非苯二氮平類藥物的「戒斷症狀」或是「反彈性失眠」已經少很多，因此更容易減量。即便出現減藥的不適，大約兩週後身體就會適應，睡眠又會穩定下來，不需要太擔心。兩週後若還是睡不安穩，可加強運動量與睡前的放鬆訓練，再堅持一週試試看。很多患者減藥會失敗的原因就是在這個階段

議每次減量起始劑量的百分之二十五。若有工具可以將安眠藥錠分成更小等分，同樣以每兩週一次的週期減量，當然更好。

放棄，重新用回原本劑量的藥物。殊不知，已經快要走出沙漠，只要再堅持幾步路，就有活泉綠洲，這時候放棄，實在很可惜。

隨著減藥持續進行，如果也適應了最後四分之一的藥量，就要開始減少每週使用的次數，並且固定用藥的日子。舉例來說，先固定週一、週三、週五使用，每週只使用這三晚。接著，同樣以兩週的間隔，每次減少使用天數一次，直到完全不用。

第六步：安眠藥「當用則用、能省就省」

減藥成功之後，應該繼續使用學過的健眠增能妙方，維護睡眠品質。偶爾因為身心壓力導致失眠復發，也不要馬上用回所有藥物，可以先試試非藥物的治療方式，通常都會管用。若是根據經驗，預期當夜可能會有嚴重失眠，或是期待隔天的活動能夠有充足飽滿的精神，一個小時內睡不著時，則當機立斷，用藥助眠。這種平時不吃藥，需要時主動出擊，「掌控」用藥時機的作法，稱為「當用則用、能省就省」。對慢性失眠患者而言，這種方式可以讓每週用藥的次數降到最低，不覺得被藥物綁架，平均起來，睡眠品質跟每天吃藥的患者一樣好。

這六個減藥步驟並不花俏，都有紮實的學理根據，但是需要親身實踐。過程雖然會有些辛苦，但總比安眠藥量居高不下，令人無助與痛苦好多了。每個醫師都有一套自己最有把握的減藥公式，可以為患者量身訂做減藥策略。想減藥的長輩，只需要和醫師合作，將減藥過程中的身心反應和醫師討論，醫師自然會視改善的速度，調整減藥的節奏，不會讓患者不舒服。

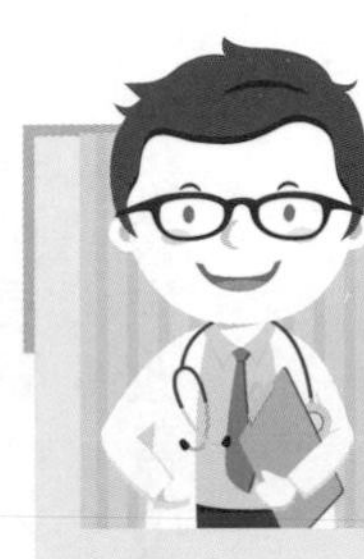

減藥的過程並不是一成不變，不用感到壓力，也不用擔心自己做不到、做不好。只要能降低藥量，就是成功。對於身體條件不像年輕人健壯的長輩來說，眾多的身心疾病，想要完全不用安眠藥並不容易。只要能找出維持生活品質的最低藥量，「當用則用、能省就省」，就是了不起的成就。

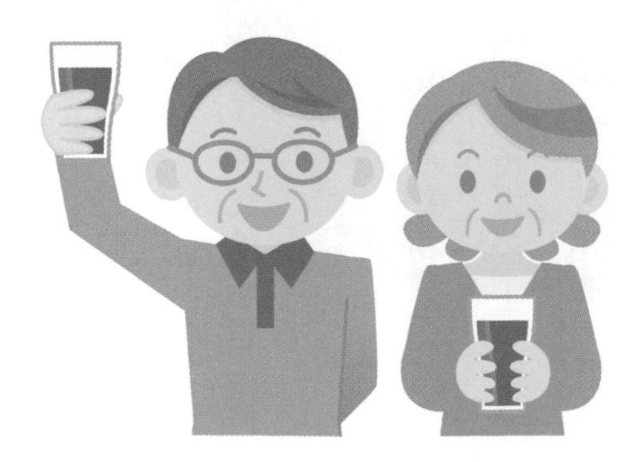

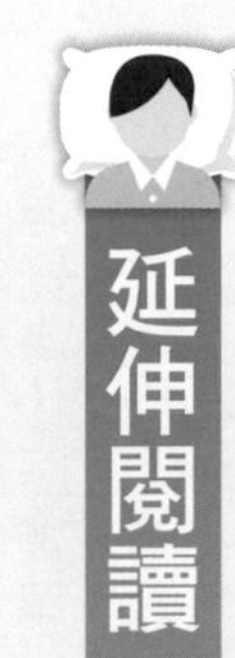

延伸閱讀

- 《圖解失眠自療》(2016)，方婷，悅讀名品。
- 《睡不著、睡不好，絕對有救！日本睡眠名醫的熟睡祕訣，讓上班族、失眠者、夜貓子日日好眠》(2015)，宮崎總一郎，商周。
- 《改變人生的睡眠法則》(2015)，菅原洋平，麥浩斯。
- 《你累了嗎？讓工作、學習效率 UP UP 的睡眠超技法》(2015)，菅原洋平，平安文化。
- 《睡得好人不老：睡眠博士教你消除百病的 41 個熟睡好習慣，啟動身體修復力，健康從此高枕無憂》(2015)，古賀良彥，布克文化。
- 《任何人都做得到！消除睡眠障礙 200% 基本技巧》(2014)，井上雄一，台視文化。

- 《失眠關鍵 50 問》(2014)，劉貞柏，文經社。
- 《救命睡眠：健康出問題，都是「睡不好」惹的禍！睡眠醫學權威教你如何睡出健康的祕訣》(2014)，李信達，平安文化。
- 《夜夜好眠：擁抱睡神，不再失眠》(2013)，陳錫中，心靈工坊。
- 《健康，從睡眠開始！台大醫院睡眠中心的 22 堂課》(2013)，台大醫院睡眠中心團隊，原水。
- 《不要再打鼾了：要命的睡眠呼吸中止症！》(2012)，蕭光明，健康文化。
- 《揭開睡眠的真相》(2011)，羅友倫、陳盈盈，天下雜誌。
- 《我能讓你不再失眠》(2011)，保羅・麥肯納(Paul McKenna)，遠流。
- 《失眠自療：認知行為治療》(2011)，鄭健榮，天地圖書（香港）。
- 《睡覺為什麼會做夢？夢遊、說夢話、鬼壓床…等睡眠的科學解密》(2010)，堀忠雄，晨星。

- 《失眠可以自療》(2010)，楊建銘，時報文化。
- 《不再失眠：完整說明睡眠與解決失眠問題的實用書》(2010)，保羅．果文斯基(Paul Glovinsky)、亞瑟．史皮爾曼(Arthur Spielman)，書泉。
- 《李宇宙好眠自助寶典》(2007)，李宇宙、陳錫中，天下雜誌。
- 《哈佛醫生的優質睡眠全書：關於你人生1/3時間的一切解答》(2007)，羅瑞斯．艾普斯坦(Larence J. Epstein)、史提夫．馬爾敦(Steven Mardon)，商周。
- 《失眠》(2007)，李信謙、盧世偉、張家蓓、李純佳，晨星。
- 《給你好睡眠》(2005)，克里斯．艾德辛科斯基(Chris Idzikowski)，高寶。
- 《睡一個好覺：黃席珍睡眠忠告》(2003)，黃席珍，商周。
- 《睡眠醫學》(2000)，李宇宙，健康世界。

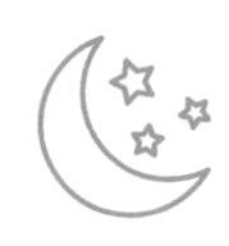

附錄一 睡眠中心的功能與角色

隨著睡眠知識的普及與相關疾患的增加，為了滿足患者的需求以及解決睡眠疾病的複雜度，國內各大醫院紛紛成立睡眠中心，提供全面性的服務，協助患者有效率地接受診療。除了標準的睡眠檢查外，睡眠中心也提供資源平臺，整合精神科、胸腔科、耳鼻喉科、神經科、牙科、心理師或其他專科間的診斷與治療資源。睡眠中心針對不同患者所提供的檢查或服務項目，一般來說有下列幾種：

多項睡眠生理檢查

這項檢查借助許多儀器與精密的設備，來完成數個生理檢查項目，包括腦波圖、眼動圖、肌電圖、心電圖、口鼻呼吸氣流、胸腹呼吸動作、血氧濃度、睡眠姿勢等。這項檢查客觀地測量夜晚熟睡期、淺睡期與快速動眼期所占的比例，同時也檢測是否有打鼾及睡眠呼吸中止的問題。一般像是猝睡症、夜間癲癇、肢動症、睡眠相關呼吸疾病（例如睡眠呼吸中止症）等，都可從檢查結果獲得重要的診斷或治療依據。

陽壓呼吸器

陽壓呼吸器是一種透過面罩來協助患者呼吸的機器，適用於睡眠呼吸中止症。使用陽壓呼吸器可以讓呼吸道維持正壓狀態，類似氣球維持充氣狀態或撐開的帳篷般，使呼吸道不致於塌陷或封閉，藉此避免呼吸道阻塞，改善睡眠品質，增進日間活力。睡眠中心會為患者調整適當的通氣壓力，讓患者帶著已設定好的機器，回家使用。

腕動計

腕動計是一種狀似手錶的記錄器，配戴於手腕上，可記錄患者一日的活動量，藉此分析睡醒週期的長短頻率，通常適用於診斷「約日節律睡眠疾患」。

失眠認知行為治療

這是一種非藥物的失眠治療技術，詳細介紹請參考本書第五篇「失眠治療的武功祕笈」中的〈不吃藥的治療方式：失眠認知行為治療〉。

全國睡眠中心及睡眠檢查地點

為了提升臨床睡眠障礙診療的專業水準，自二〇一〇年起，臺灣睡眠醫學會開始在國內推廣睡眠專科醫師的認證，透過制度的規範，提升國內對睡眠疾患治療的技術與品質。各醫院的睡眠中心都可以找到這些睡眠專科醫師，透過整合式的服務，讓有睡眠困擾的長輩們，得到更妥適的照顧。

北區

國立臺灣大學醫學院附設睡眠中心	地址：臺北市中正區中山南路 7 號東址 15 樓 A 棟 電話：(02)2356-2755/2312-3456 轉 63611 或 62755
臺北榮民總醫院睡眠檢查中心	地址：臺北市北投區石牌路二段 201 號中正樓 14 樓 電話：(02)2875-7564
臺北醫學大學附設醫院睡眠中心	地址：臺北市信義區吳興街 252 號第一醫療大樓 6 樓 電話：(02)2737-2181 轉 2151

三軍總醫院睡眠醫學中心	地址：臺北市內湖區成功路二段325號 電話：(02)8792-3311轉88202
新光吳火獅紀念醫院睡眠健診中心	地址：臺北市士林區文昌路95號B2 電話：(02)2833-221102轉2933
臺北市立聯合醫院陽明院區睡眠呼吸檢查中心	地址：臺北市士林區雨聲街105號 電話：(02)2835-3456轉6224
慈濟醫院臺北分院睡眠中心（胸腔內科）	地址：新北市新店區建國路289號 電話：(02)6628-9779轉2236
馬偕紀念醫院淡水院區健康檢查中心	地址：新北市淡水區民生里民生路45號8樓 電話：(02)2809-4661轉2440或3440
衛生福利部雙和醫院睡眠中心	地址：新北市中和區中正路291號第二醫療大樓9樓 電話：(02)2249-0088轉70218或79430
亞東紀念醫院睡眠中心	地址：新北市板橋區南雅南路二段21號 電話：(02)8966-9000
長庚紀念醫院桃園分院睡眠中心	地址：桃園市龜山區舊路里頂湖路123號B1 電話：(03)319-6200轉2680

敏盛綜合醫院經國院區	地址：桃園市經國路 168 號 21 樓 電話：(03)315-1007 轉 660 或 668

中區

中國醫藥大學附設醫院睡眠醫學中心	地址：臺中市北區育德路 2 號 電話：(04)2205-2121 轉 1781
臺中榮民總醫院睡眠中心	地址：臺中市西屯區臺灣大道四段 1650 號急診大樓 4 樓 電話：(04)2359-2525 轉 3225
臺中慈濟醫院睡眠醫學中心	地址：臺中市潭子區豐興路一段 88 號第一院區感恩樓 8 樓 電話：(04)3606-0666 轉 4836 或 4264
澄清醫院中港分院	地址：臺中市西屯區臺灣大道四段 966 號 電話：(04)2463-2000
中山醫學大學附設醫院中興分院睡眠檢查中心	地址：臺中市南區復興路三段 11 號 電話：(04)2262-1652 轉 71217

林新醫院睡眠檢查中心	地址：臺中市南屯區惠中路三段 36 號 B 棟 3 樓 電話：(04)2258-6688 轉 6385 或 6391
保健安睡眠醫學檢查中心	地址：臺中市北區五權路 482 號 電話：(04)2201-3333 轉 281
衛生福利部豐原醫院	地址：臺中市豐原區安康路 100 號 電話：(04)2527-1180
大里仁愛醫院	地址：臺中市大里區東榮路 483 號 電話：(04)2481-9900
彰化基督教醫院睡眠中心	地址：彰化縣彰化市南校街 135 號 電話：(04)723-8595
彰濱秀傳紀念醫院睡眠中心	地址：彰化縣彰化市南平街 61 巷 6 號健檢大樓 4 樓 電話：(04)725-6166 轉 85055

東　區

羅東博愛醫院睡眠檢查中心	地址：宜蘭縣羅東鎮南昌街 83 號 電話：(03)954-3131 轉 33

慈濟綜合醫院花蓮醫學中心	地址：花蓮縣花蓮市中央路三段707號 電話：(03)856-1825

南區

雲林基督教醫院	地址：雲林縣西螺鎮新豐里市場南路375號 電話：(05)587-1111
大林慈濟醫院睡眠中心	地址：嘉義縣大林鎮民生路2號大愛樓6樓 電話：(05)264-8000
天主教聖馬爾定醫院睡眠中心	地址：嘉義縣嘉義市大雅路二段565號 電話：(05)275-6000
奇美醫院睡眠中心	地址：臺南市永康區甲頂里中華路901號 電話：(06)281-2811 轉 57531
臺南市立醫院睡眠中心	地址：臺南市東區崇德路670號 電話：(06)260-9926
高雄長庚紀念醫院睡眠醫學中心	地址：高雄市鳥松區大埤路123號 電話：(07)731-7123

高雄醫學大學附設中和紀念醫院睡眠中心	地址：高雄市三民區自由一路 100 號 電話：(07)312-1101
高雄榮民總醫院胸腔內科	地址：高雄市左營區大中一路 386 號 電話：(07)342-2121
義大醫院睡眠中心	地址：高雄市燕巢區角宿里義大路 1 號 電話：(07)615-0011/952-0011

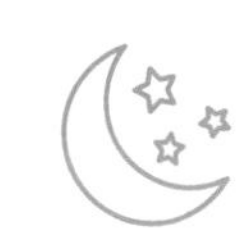

附錄二 「穩穩好眠」手機應用程式介紹

「失眠認知行為治療」雖然是有效的非藥物療法，然而從臨床經驗中發現，這種需要在家反覆練習的治療方式，因為麻煩、常需要紙筆記錄和自我提醒，患者配合度並不高，因而效果不彰。有鑑於此，筆者於二〇一〇年開始和臺灣大學資工系洪一平教授帶領的 imLab 團隊以及陳永祥博士，一起合作以應用資訊科技的方式，設計一套便於使用的治療輔助工具，增進治療的遵囑性。團隊在多次討論與修正後，設計出「穩穩好眠」的手機應用程式。不僅如此，研究團隊也使用「穩穩好眠」系統，持續在多項科技部贊助的研究計畫中進行相關實驗，另外也參加了由中華電信主辦的科技創新競賽，並獲得獎項。

「穩穩好眠」設計的目的主要是提供失眠患者一個容易記錄每日睡醒作息的行動應用程式。根據失眠認知行為治療的原理，「穩穩好眠」定義出每日十項的作息調整與記錄作業，包括起床、填寫睡醒日誌、早餐、午餐、運動、洗澡、晚餐、放鬆、填寫睡前日誌與就寢等。

由於練習項目眾多，系統搭配鬧鈴的設計，提醒使用者遵照治療師開設的作息處方規律練習。對於使用者新接觸的放鬆練習項目，則設計多媒體引導的教學功能提供練習輔助。為了讓患者與治療師能夠快速了解治療進度，系統將作息紀錄的資料圖像化，方便查詢與複習。圖像化的資訊中還呈現睡眠品質，標記生活中有益或有害睡眠的作息項目。系統會將這些資料以無線傳輸方式與雲端資料庫系統進行資料同步與更新，遠端的治療師就可以即時了解患者的狀況，並給予回饋。以上各項功能構成了「穩穩好眠」系統，其包含了記錄模組、提醒模組、多媒體引導模組與視覺化呈現模組等四種。接著分別介紹這四種模組：

1. 記錄模組：以階層式選單組織一整天所需要填寫的作息項目，使用者點選特定項目後，填寫該項目的執行時間與相關內容。
2. 提醒模組：整合手機的聲音鬧鈴或震動提醒，根據使用者所設定的提醒方式，在各作息項目該被執行的時間點產生提醒。為了避免過度打擾使用者，以及保有使用上的彈性，所有作息處方項目的提醒都可以被設定為「不提醒」。
3. 多媒體引導模組：由於大多數失眠患者未曾接受過放鬆訓練，因此我們將這類重要的練習製作成引導式多媒體，內建於應用程式中，讓使用者可以帶著手機，隨時隨地進行放鬆練習。此模組包含兩個治療常用的放鬆練習引導：「腹式呼吸」以及「漸進式肌肉放鬆法」。
4. 視覺化呈現模組：治療師在終端伺服器可以查詢使用者完整的作息紀錄，系統可以自動對照治療師安排的作息處方以及使用者實際的作息型態，將準時且有益睡眠的項目標註綠色標籤，而未準時且可能不利睡眠的項目標註紅色標籤，提醒治療師留意患者特定的狀況。此外，使用者在手機上也可查詢自己的睡眠效率圖。

讀者可以使用本書封面的 QRcode，直接掃描下載，或是在 Google Play 商店平臺上搜尋「穩穩好眠」，就可以找到這款「免費」的應用程式，點擊進去後執行下載即可。因為一些技術與授權問題，「穩穩好眠」目前僅提供於 Android 平臺下載，蘋果的 ios 系統暫無提供使用。

已經有很多長輩使用過「穩穩好眠」後，重拾夜夜好眠，相信您也能夠輕鬆上手。最後，要特別感謝臺南市安芯診所院長郭建成醫師，於系統研發期間，率先試用「穩穩好眠」進行團體失眠認知行為治療，提供精進系統的寶貴意見。另外，也感謝所有 imLab 實驗室成員的貢獻，才能讓「穩穩好眠」順利上架，造福為失眠所苦的朋友們。

【養生智慧叢書】

動手動腳活到老

邱柏豪／著

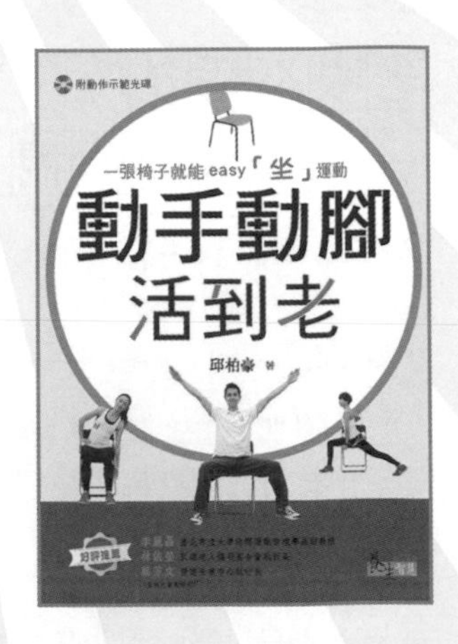

◎專業師資為您打造安全、穩定又有效的銀髮族健康操
◎只需一張椅子，就能安全地「坐著」活動全身
◎隨書附贈動作示範光碟、運動紀錄表，簡單就上手

本書針對熟齡者的生理、心理及社會等層面，規劃一套完整且有系統的動作。除了針對重點作提示，也附有貼心小叮嚀，讓長輩及在旁陪伴的家人能夠以輕鬆又兼顧安全的方式，建立熟齡者個人的體適能訓練模式；並借助多元輔助道具的操作與應用，養成專屬於您的運動技巧。